Raquel Benedetto
Lea Mirian Barbosa

FDG-18F na distinção de placas ateroscleróticas

AF153317

Raquel Benedetto
Lea Mirian Barbosa

FDG-18F na distinção de placas ateroscleróticas

Inovação em Tecnologia PET/CT

Novas Edições Acadêmicas

Publisher:
Novas Edições Acadêmicas
is a trademark of
Dodo Books Indian Ocean Ltd. and OmniScriptum S.R.L publishing group

120 High Road, East Finchley, London, N2 9ED, United Kingdom
Str. Armeneasca 28/1, office 1, Chisinau MD-2012, Republic of Moldova, Europe
Managing Directors: Ieva Konstantinova, Victoria Ursu
info@omniscriptum.com

Printed at: see last page
ISBN: 978-3-639-68005-8

EPÍGRAFE

"Tu te tornas eternamente responsável por aquilo que cativas."

Antoine de Saint-Exupéry

DEDICATÓRIA

Às peças fundamentais de minha vida:
meus pais, meus irmão,cunhados, Sofia e Valentina
e à toda "Big Family".
Sem vocês nada faria sentido.
Vocês tornam possível o que parecia ser inatingível!

AGRADECIMENTOS

- À Deus, razão de existência e direcionador de nossas decisões;
- Aos meus pais e familiares pelo carinho, amor, suporte e incentivo constante;
- À grande orientadora, Dra. Lea Mirian, por todo conhecimento e por não deixar-me desistir;
- À toda equipe CDPI, em particular Penha, Andrea, Daniela, Marcelo, Dr.Michel Carneiro, Dra. Flávia Albuquerque e Dr.José Leite, pelo auxílio prestado;
- Ao Dr. Romeu Cortês e Ana Maria Braghirolli (e funcionários IEN) que acreditaram neste projeto e o viabilizaram;
- Ao Dr. Márcio Filipo pela indicação dos pacientes e procedimentos cirúrgicos;
- Ao Prof. Maurício Gama por seus conhecimentos em estatística;
- Ao Sr. Eudemberg Silva e ao Sr.Márcio Tadeu Pereira por proporcionarem-me o "ponto de partida";
- Aos mestres e colegas de mestrado, pelas informações transmitidas e trocas de experiências;
- Aos meus grandes amigos, Maysa, Cinthia, Erika, Carol, Telma, Isa e Regina, por estarem sempre ao meu lado e me apoiarem;
- À todos os pacientes que participaram do estudo, pela boa vontade e confiança depositada.
- Á pequena Sofia, seu sorriso me transmite paz, alegria e proporciona-me força para prosseguir!
- Ao meu grande companheiro e amigo, Paulo Henrique, pelo inestimável incentivo!
- À todos que fizeram parte desta etapa de minha vida e contribuíram para concretização deste sonho.

LISTA DE ABREVIATURAS, SIGLAS E SÍMBOLOS

AVC   Acidente Vascular Cerebral

CD   Carótida Direita

CE   Carótida Esquerda

CRP   Proteína Reativa - C

CT   Tomografia Computadorizada

DATASUS Banco de Dados do Sistema Único de Saúde

DCV   Doença Cardiovascular

DP   Desvio Padrão

FDG-^{18}F   2-[^{18}F]fluoro-2-desoxi-D-glicose

HDL   Lipoproteínas de Alta Densidade

JD   Jugular Direita

JE   Jugular Esquerda

LDL   Lipoproteínas de Baixa Densidade

MMPs   Matrizes de Metaloproteinases

OPAS   Organização Pan-Americana de Saúde

PET   Tomografia Por Emissão de Pósitrons

RF   Radiofrequência

RM   Ressonância Magnética

ROI   Região de Interesse

SUV   *Standard Uptake Value*

RESUMO

O acidente vascular cerebral (AVC) ou derrame é um grave problema de saúde pública, representando a principal causa de morte (4.4 milhões de mortes por ano) e incapacidade no mundo todo. Entre as diferentes causas de derrame, tem se dado destaque à aterosclerose de carótida. A composição da placa aterosclerótica, ao invés do grau de estenose arterial, parece ser o determinante crítico da vulnerabilidade e trombogenicidade da placa. O análogo da glicose, ^{18}F-fluordesoxiglucose (FDG-^{18}F), pode ser usado para obter imagens da atividade celular inflamatória de forma não invasiva através da tecnologia PET (Tomografia por Emissão de Pósitrons).

O objetivo principal do presente estudo foi averiguar a viabilidade da tecnologia FDG-^{18}F PET na avaliação do processo inflamatório instalado nas placas ateroscleróticas, e, dessa forma, promover a distinção de placas ateroscleróticas, estáveis ou vulneráveis, através da relação entre acúmulo do radiofármaco e as características funcionais da lesão aterosclerótica.

Estudo epidemiológico prospectivo, duplo cego, randomizado, transversal foi realizado em indivíduos de 60 a 80 anos. Onze pacientes, sendo seis considerados como grupo controle, foram submetidos ao exame diagnóstico FDG-^{18}F PET/CT. A amostra foi composta por 45,5% sexo feminino e 54,5% sexo masculino. Como critério de inclusão, selecionou-se, para o grupo em estudo, pacientes com grau de estenose de carótidas relevante, que seriam submetidos à endarterectomia. Os valores de SUV em artérias carótidas e veias jugulares do próprio paciente e o comparativo com o grupo controle foram correlacionados através de uma avaliação qualitativa do coeficiente de correlação de Pearson. Através de um estudo descritivo comparativo inter-grupos na carótida direita observa-se que 64,9% da média dos valores de SUV corresponde aos pacientes em estudo. Na carótida esquerda, os pacientes do grupo controle apresentaram apenas 35,2% de captação média do radiofármaco quando comparado ao grupo em estudo. Na análise efetuada intra-grupo da carótida direita com a jugular direita dos pacientes em estudo, observou-se um valor médio de SUV 26,2% superior na artéria carótida. No grupo controle esta análise foi efetuada e a diferença entre os níveis médios de captação do FDG-^{18}F foi inferior a 10%. Através da endarterectomia, foi possível realizar um estudo anátomo patológico e, dessa forma, identificar a presença de conteúdo inflamatório nas carótidas avaliadas, caracterizando assim placas instáveis.

A tecnologia FDG-^{18}F PET mostrou-se exequível, favorecendo uma boa correlação histopatológica entre o processo inflamatório instalado nas placas ateroscleróticas e os níveis mensurados de SUV.

ABSTRACT

Stroke is a serious public health problem, representing the leading cause of death (4.4 million deaths per year) and disability worldwide. Among the different causes of stroke, the carotid atherosclerosis has been highlighted. The composition of the atherosclerotic plaque, rather than the degree of arterial stenosis, seems to be the critical determinant of vulnerability and thrombogenicity of the plaque. The glucose analogue, Fluorodeoxyglucose-^{18}F (FDG-^{18}F), can be used to image inflammatory cell activity non-invasively through PET (Positron Emission Tomography) technology.

The objective of this current study was to examine the feasibility of FDG-^{18}F PET technology in the evaluation of the inflammatory process in atherosclerotic plaques and thereby promote the distinction of atherosclerotic plaques, stable or vulnerable, by the relationship between accumulation of tracer and the functional characteristics of atherosclerotic lesions.

A prospective epidemiological, double-blind, randomized, cross-sectional study was conducted in subjects presenting 60 to 80 years old. Eleven patients, six considered as control group, underwent diagnostic examination FDG-^{18}F PET / CT. The sample comprised 45.5% females and 54.5% male. Patients with a degree of relevant carotid stenosis and that would be submitted to endarterectomy were selected for the study group as a criterion of inclusion. SUV values in carotid arteries and jugular veins of the patient and the comparison with the control group were correlated through a qualitative assessment of the correlation coefficient of Pearson. Through a comparative descriptive study between groups in the right carotid artery was observed that 64.9% of the average SUV values correspond to patients in the study. In the left carotid artery, patients in the control group showed only 35.2% uptake of the radiopharmaceutical average when compared with the group under study. Intra-group analysis performed, with the right carotid and right jugular of patients in the study, had an average SUV of 26.2% higher in the carotid artery. In the control group, this analysis was performed and the difference between the average levels of FDG-^{18}F uptake was less than 10%. By endarterectomy it was possible to study the anatomy and pathology, as well as identify the presence of the inflammatory content in the carotid arteries evaluated, characterizing unstable plaques.

The FDG-^{18}F PET technology proved to be feasible, allowing a good correlation between the histopathology and the inflammatory process in atherosclerotic plaques and the measured levels of SUV.

ÍNDICE

CAPÍTULO 1:
INTRODUÇÃO E OBJETIVOS

As doenças cardiovasculares (DCV) representam a principal causa de morbidade e mortalidade nos países desenvolvidos e em desenvolvimento [37]. Segundo a Organização Mundial de Saúde, 16 milhões de pessoas morrem anualmente de doenças cardiovasculares. Cerca de 80% destes óbitos ocorrem em países de renda *per capita* média e baixa [41].

Mesmo em países desenvolvidos como nos Estados Unidos, a prevalência de DCV é elevada (34,3%), representando um a cada 2,9 óbitos, conforme *American Heart Association*, 2006. Aproximadamente, 2.300 americanos morrem de doenças cardiovasculares a cada dia, uma média de uma morte a cada 38 segundos. De acordo com dados publicados pela *American Heart Association, 2010,* estima-se que 81,1 milhões de americanos adultos (mais de um em três) apresentam um ou mais tipos de DCV, destes, 38,1 milhões apresentam-se em uma faixa etária superior à 60 anos.

Situação semelhante ocorre no Reino Unido, onde as DCV também são as principais causas de morte, representando 34% dos óbitos em 2007, com mais de 193.000 óbitos, sendo a principal causa de morte prematura, de acordo com informações da *British Heart Foundation*. Nos países asiáticos, que têm adotado estilo de vida ocidentalizado, o perfil da morbi-mortalidade tem se modificado. Enquanto que nos anos 40 as principais causas de morte eram tuberculose, febre tifóide e pneumonia, a partir da década de 80, as DCV passaram a ser a segunda causa de morte em países como o Japão [8].

Nos países em desenvolvimento, conforme projeções da OMS, as DCV representam uma das principais causa de mortalidade em 2010. Em alguns países da América Latina, no final dos anos noventa (1996-99), as taxas de mortalidade específica por doenças do sistema circulatório já se encontravam elevadas. Segundo dados publicados pela Organização Mundial de Saúde, em 2008, na Argentina, houve 230,07 óbitos/100.000 homens e 224,36 óbitos/100.000 mulheres. O Chile apresentou uma taxa de mortalidade para enfermidades do sistema circulatório de 151,1 óbitos por 100.000 habitantes. Conforme dados apresentados pela Organização Pan-Americana de Saúde, em 2007, foram contabilizados, para este país, aproximadamente, 10.700 óbitos entre indivíduos de 60 a 79 anos.

No Brasil, segundo as informações do DATASUS (2007) a mortalidade especifica por doenças do aparelho circulatório se destacam entre as principais causa de mortes, principalmente nas regiões sul e sudeste, com taxas de mortalidade variando entre 182 a 185 óbitos/100.000 habitantes. Em 2008, a mortalidade por doenças do aparelho circulatório no Brasil foi de 317.797.

Em recente conferência, o Dr. Yusuf da McMaster University, Canadá, realçou a importância da prevenção prioritária das afecções cardiovasculares, sob a evidência de que é concreta a ameaça de agravamento das características epidêmicas desses problemas em países emergentes social e economicamente como o Brasil [63]. Dez milhões de óbitos foram registrados em todo o mundo em 1998, devido a doenças cardiocirculatórias, acidente/vascular encefálico e doença arterial coronariana [18].

O estudo da aterosclerose, visando o entendimento de seus mecanismos desencadeantes e atenuantes, constitui, na atualidade, um dos setores da cardiologia que mais tem merecido pesquisas e investimentos, conforme observação do Dr. Yusuf da McMaster University, Canadá [63]. Sendo assim, compreender e desvendar os eventos que culminam em aterosclerose, possibilitando evitar suas conseqüências (doença arterial coronariana, angina, infarto do miocárdio) justificam o esforço que tem sido empregado.

Os trabalhos pioneiros de Fuster e colaboradores sobre a formação de placas de ateroma, sua instabilidade e ruptura com formação de trombose e conseqüente angina instável e infarto foram o ponto de partida para possibilitar o melhor entendimento desta enfermidade[2,20,21].

1.1. OBJETIVOS

O objetivo geral deste estudo consistiu em averiguar a viabilidade da tecnologia FDG-^{18}F PET na avaliação do processo inflamatório instalado nas placas ateroscleróticas, e, dessa forma, promover a distinção de placas ateroscleróticas, estáveis ou vulneráveis, através da relação entre acúmulo do radiofármaco, Fluordesoxiglicose-^{18}F, e as características funcionais da lesão aterosclerótica.

Os objetivos específicos constituíram-se em:

• Estabelecer a aplicabilidade do exame PET/CT em estudos angiográficos, para avaliação das funções metabólicas de placas ateroscleróticas instaladas em carótidas.

Justificativa: O exame PET tem seu uso consagrado na oncologia. A imagem PET pode providenciar dados cinéticos quantitativos e um conhecimento bioquímico das concentrações moleculares fisiológicas [63].

• Determinar uma correlação histopatológica entre o processo inflamatório instalado nas placas ateroscleróticas e os níveis mensurados de SUV.

Justificativa: Existe a possibilidade do radiofármaco FDG-^{18}F ser absorvido por células inflamatórias, incluindo os macrófagos, que se infiltraram nas placas vulneráveis, porque a glicose é um substrato essencial para a produção de energia em várias células[38,39].

CAPÍTULO 2:
FUNDAMENTOS TEÓRICOS

2.1. ATEROSCLEROSE

Aterosclerose é uma doença crônica que pode progredir silenciosamente durante muitos anos, caracterizada pelo acúmulo de lipídeos e elementos fibrosos nas artérias de grande calibre [35,52].

"Ateroesclerosis" é uma terminologia empregada para descrever o espessamento e endurecimento das lesões nas artérias musculares (como as carótidas, artérias dos membros inferiores, coronárias e vasos do polígono de Willis), e nas artérias elásticas tais como aorta e ilíacas.

A doença aterosclerótica desenvolve-se vagarosamente e, na grande maioria dos casos, de maneira assintomática. Porém, a primeira manifestação clínica pode desencadear o infarto do miocárdio ou derrames resultante de oclusão aguda devido à formação de trombos ou coágulos sanguíneos [14,21, 22, 35, 52].

A lesão aterosclerótica representa uma sucessão de respostas moleculares e celulares altamente específicas, caracterizando-a como uma doença inflamatória [31].

2.1.1. Fatores de Risco

Segundo American Heart Association, 2008, dentre as doenças cardiovasculares, o envolvimento dos vasos sangüíneos arteriais pela aterosclerose, é o que contribui com o maior número de pacientes para esse evento final. O aumento em números e a gravidade dos fatores de risco elevam o risco para desenvolvimento de doenças cardiovasculares[31].

Estudos epidemiológicos têm revelado numerosos fatores de risco para aterosclerose. Esses podem ser agrupados em fatores genéticos e fatores ambientais: dieta rica em gorduras, dislipidemia, tabagismo, hipertensão, obesidade, baixos níveis antioxidantes E sedentarismo. Fatores adicionais que caracterizam a pré-disposição para doenças cardiovasculares incluem idade, sexo (masculino), hereditariedade, raça e diabetes. Outros fatores que podem contribuir ao risco para doenças cardíacas referem-se à resposta individual para stress e consumo excessivo de álcool [8, 31].

2.1.2. Progressão da Doença

Atualmente há duas hipóteses para a *Aterogenese*. A primeira, proposta por Virchow em 1856, justifica a proliferação celular na túnica íntima como reação a infiltração crescente de proteínas plasmáticas e lipídios provenientes do sangue. A segunda hipótese, conhecida como reação ao dano, foi formulada por Ross e Glomset em 1976 e posteriormente modificada em 1986. Esta teoria estabelece que as lesões da aterosclerose surjam como resposta a alguma forma de dano ao endotélio das artérias[31,35,52].

Possíveis causas para disfunção endotelial progredindo à aterosclerose incluem níveis elevados e modificações em lipoproteínas de baixa densidade (LDL), radicais livres causados pelo fumo, alterações genéticas, elevadas concentrações plasmáticas de homocisteína, infecções por microorganismos tais como *herpes vírus* e *Chlamydia pneumoniae*. Independentemente da causa da disfunção endotelial, a aterosclerose é uma resposta característica das artérias[44].

A disfunção endotelial conduz a uma resposta compensatória que altera as propriedades homeostáticas regulares do endotélio. Sendo assim, essa disfunção induz uma maior permeabilidade do epitélio a constituintes plasmáticos, como lipoproteínas, os quais são mediados por óxido nítrico, prostaciclina, angiotensina II, permitindo que plaquetas e monócitos do sangue aderem-se ao endotélio ou ao tecido conjuntivo subendotelial [13, 31, 44].

As células sanguíneas podem migrar através do endotélio e situarem-se na camada subendotelial. Na parede vascular, macrófagos – derivados dos monócitos- acumulam lipídeos e tornam-se grandes "células-espumosas". Essas células, por sua vez, liberam fatores de crescimento e citocinas, que promovem a migração de células musculares lisas e estimulam a proliferação "neo-íntima", continuando o acúmulo de lipídeos e favorecendo a disfunção celular. "Células-espumosas", células T e células musculares lisas promovem o desenvolvimento da Lesão "Fatty Streak" [29, 57].

O LDL, o qual pode ser modificado por oxidação, agregação, associação com proteoglicanos, é o maior causador de injúrias no endotélio e tecido muscular liso. Quando as partículas de LDL prendem-se as artérias, elas podem sofrer uma oxidação progressiva e serem internalizadas por macrófagos através de seus receptores de superfície. A internalização conduz a formação de peróxidos e facilita o acúmulo de ésteres de colesterol, resultando na formação das "células-espumosas" [29, 35, 44, 52, 57].

Uma vez modificados e envolvidos por macrófagos, LDL ativa as "células-espumosas". A remoção e "sequestro" do LDL modificado é um importante fator protetor dos macrófagos na resposta inflamatória e minimiza os efeitos do LDL modificado no endotélio e nas células musculares lisas. Antioxidantes oleosos, tais como vitamina E, podem também auxiliar na redução de radicais livres produzidos pelo LDL modificado [29, 35, 44, 52, 57]

17

Em adição à sua capacidade de causar injúrias ao tecido endotelial, o LDL modificado é quimiotático para outros monócitos e permite a super expressão de genes para fator estimulador de macrófagos. Sendo assim, a resposta inflamatória pode expandir-se através de estímulo à replicação de monócitos derivando macrófagos e a entrada de novos monócitos à lesão [29, 35, 44, 52].

A resposta inflamatória influencia nos movimentos de lipoproteínas nas artérias. Mediadores inflamatórios, tais como interleucinas, fator necrótico tumoral, fator estimulador de macrófagos, aumentam a ligação do LDL no endotélio e músculo liso e aumentam a transcrição do gene receptor-LDL[29, 35, 44, 52].

O LDL oxidado está presente na lesão aterosclerótica. Antioxidantes apresentam um efeito antiinflamatório, talvez por evitar a expressão das moléculas de adesão para monócitos. A vitamina E é inversamente correlacionada com a incidência de infarto do miocárdio, e a suplementação de vitamina E reduz eventos coronarianos em ensaios clínicos preliminares[15,35, 52].

Inicialmente, acreditava-se que concentrações elevadas de homocisteína no plasma estavam associadas com aterosclerose avançada, devido à pesquisas de autópsia em pacientes com defeitos em enzimas necessárias para metabolismo da homocisteína, como cistationina betasintase ou metilenotetrahidrofolato redutase. Em pacientes com tais defeitos, aterosclerose severa desenvolve-se na infância e alguns apresentam o primeiro infarto aos 20 anos de idade[35, 44].

Homocisteína é tóxico para o endotélio e é pró-trombótico, aumenta a produção de colágeno e diminui a disponibilidade de óxido nítrico. As concentrações plasmáticas de homocisteína são ligeiramente elevadas em muitos pacientes que não têm defeitos enzimáticos no metabolismo da homocisteína. Esses pacientes têm um risco aumentado de aterosclerose sintomática nas artérias coronárias, periféricas e cerebrais. O tratamento com ácido fólico pode retornar as concentrações plasmáticas de homocisteína ao normal. Ensaios estão sendo desenvolvidos para determinar se o ácido fólico evita a progressão ou, possivelmente, pode até induzir a regressão das lesões ateroscleróticas[35,44].

As concentrações de angiotensina II, um potente vasoconstritor, estão frequentemente elevadas em pacientes com hipertensão. Além de causar hipertensão arterial, a angiotensina II pode contribuir para a aterogênese por estimular o crescimento do músculo liso. A angiotensina II se liga a receptores específicos no músculo liso, resultando na ativação da fosfolipase C, o que pode levar a um aumento nas concentrações do cálcio intracelular e na contração do músculo liso, aumentando a síntese protéica e hipertrofia do músculo liso [29, 35, 44, 52].

A angiotensina II também aumenta a atividade da lipoxigenase do músculo liso, que pode aumentar a inflamação e a oxidação do LDL. A hipertensão também tem ações pró- inflamatórias, aumentando a formação de peróxidos de hidrogênio e radicais livres, como ânion superóxido e radicais hidroxila no plasma. Estas substâncias reduzem a formação de óxido nítrico pelo endotélio, aumentam a adesão de leucócitos, e aumentam a resistência periférica. Assim, a formação de radicais livres interfere em alguns dos efeitos da hipertensão e hipercolesterolemia [29, 35, 44, 52].

Esta etapa inclui também a adesão e agregação plaquetária. Com o progresso das lesões "fatty streaks" para lesões intermediárias e avançadas, elas tendem a formar uma cápsula fibrosa, cujas paredes da lesão ultrapassam em direção ao lúmen. Isso representa um tipo de resposta fibrosa à lesão. A cápsula fibrosa compreende uma mistura de leucócitos, lipídios e detritos, que podem formar um núcleo necrótico. O núcleo necrótico representa os resultados de apoptose e necrose, aumentando a atividade proteolítica e acúmulo de lipídios. A ruptura da cápsula fibrosa ou ulceração da placa fibrosa pode rapidamente levar à trombose e geralmente ocorrem em locais de adelgaçamento da cápsula fibrosa que cobre a lesão avançada. Finalmente, a degradação da matriz pode levar a hemorragia de microvasos da placa ou da luz da artéria, resultando na formação do trombo e oclusão da artéria. Cada uma das etapas da formação da lesão é potencialmente reversível. Se a causa da lesão é removida, ou se o processo inflamatório ou fibroproliferativo é invertido, as lesões podem regredir em qualquer fase[35,44,52].

Estudos clínicos e laboratoriais têm mostrado que a inflamação desempenha um papel importante na iniciação, progressão e desestabilização de ateromas. Proteína Reativa - C (CRP) é uma proteína de fase aguda, cuja concentração pode aumentar até 1000 vezes após o início de um estímulo. A CRP é um marcador sensível, porém inespecíficos para inflamação. Em infecções bacterianas graves, como pneumonia, meningite ou septicemia, o nível de CRP aumenta dramaticamente em aproximadamente 24 horas[35,44,52].

Além de seu papel como um marcador de infecção bacteriana grave e como marcador de processo inflamatório na prática clínica diária, níveis ligeiramente elevados de CRP, medido por testes de alta sensibilidade, têm sido associados com o risco futuro de doenças cardiovasculares. Níveis elevados de CRP (> 3 mg / l) foram observadas em 10% da população normal e 20% dos pacientes com angina crônica estável ou uma variante, mas em mais de 65% dos pacientes com angina instável. Além disso, níveis elevados de CRP foram registrados em mais de 90% dos pacientes com infarto agudo precedido de angina instável, mas em menos de 50% daqueles nos quais o infarto foi totalmente sem precedentes [29, 35, 44, 52].

Funcionalmente, além de proporcionar integração para ativação das citocinas, a CRP tem vários efeitos diretos na progressão da doença vascular, tais como a capacidade de se ligar e ativar o complemento, induzir a expressão de moléculas de adesão, mediar a captação de LDL pelos macrófagos do tecido endotelial e induzir o recrutamento de monócitos à parede arterial [29, 35, 44, 52].

2.1.3. Estabilidade das Placas Ateroscleróticas

As placas ateroscleróticas são formadas por um núcleo trombogênico, rico em lipídios, protegidos por uma cobertura fibrosa, composta de células musculares lisas e células inflamatórias onde predominam os macrófagos. As células musculares lisas são constituintes da placa aterosclerótica capazes de sintetizar uma forte cobertura fibrosa, sendo, portanto, cruciais para a estabilidade da placa [35].

As placas ateroscleróticas são classificadas em estáveis e vulneráveis. Esta é caracterizada por um grande núcleo trombogênico rico em lipídeos, uma fina cápsula fibrosa e um exacerbado número de células inflamatórias, predominantemente macrófagos, que aumentam o risco de ruptura das placas. Já em placas estáveis, a cobertura fibrosa espessa confere estabilidade à placa aterosclerótica, evitando o contato entre o núcleo e o sangue circulante [31, 35].

A placa com cobertura fibrosa fina sofre pressão tensional crescente, havendo maior possibilidade de ruptura. Assim, na aterosclerose há um equilíbrio entre a influência das células inflamatórias, tendendo para a instabilidade da placa, e a influência reparadora das células musculares lisas, favorecendo a estabilidade [14, 35, 38, 45].

As placas instáveis são caracterizadas por inflamação acentuada que ultrapassa a capacidade de recuperação da placa. Diversos estudos demonstraram a abundância de macrófagos e de células T e poucas células musculares lisas nas áreas de ruptura da placa. Ao contrário, as coberturas fibrosas das placas estáveis contêm poucas células inflamatórias e grande número de células musculares lisas. As células inflamatórias podem provocar a erosão da cobertura fibrosa por alguns mecanismos [35, 38, 44, 45].

Os macrófagos ativados liberam matrizes de metaloproteinases (MMPs), uma família de enzimas proteolíticas, comumente liberadas como propeptídio inativo que é ativado por outras enzimas proteolíticas como, por exemplo, a plasmina. As MMPs desempenham importante função na cicatrização e recuperação de ferimentos com a medicação do catabolismo das membranas basais e da matriz das células endoteliais (MCE) para permitir que as células migrem através da matriz. As estromelisinas, subgrupo da família MMp, podem ativar os outros membros da família para degradar um amplo espectro de componentes das MCEs, inclusive colunas protéicas de moléculas de proteoglicano e de elastina, outro componente estruturalmente importante das MCEs. Assim, as MMPs produzidas pelas células inflamatórias dentro da cobertura fibrosa, ou adjacentes a ela, destroem as proteínas matrizes da cobertura, o que aumenta a probabilidade de ruptura. Descobriu-se que essa atividade excessivamente degradadora da matriz é, em geral, prevalente na região angular das placas ateroscleróticas [35, 44, 52].

As células inflamatórias podem também inibir a síntese da matriz pelas células musculares lisas. Em particular, demonstrou-se que o interferon-γ (IFNγ), citocina inflamatória produzida por células T ativadas, exerce regulação descendente sobre a síntese do colágeno por meio de células musculares lisas humanas *in vitro*. A falta relativa de procolágeno do tipo 1 nas áreas da placa que contêm células T, presentes em todos os estágios da aterosclerose, leva a supor que a inibição da síntese da matriz pode também contribuir para a ruptura da placa [15, 29, 35, 44, 52].

Assim, células inflamatórias ativadas podem tanto destruir os componentes da matriz da cobertura fibrosa quanto inibir sua produção pelas células musculares lisas. Além disso, há fortes evidências de que as células inflamatórias são também citotóxicas para as células musculares lisas. Geng e cols. demonstraram que a combinação de IL - 1β, TNF-α e IFN-γ, citocinas produzidas por macrófagos (IL-1β e TNF-α) e células T (IFN-γ), induz à apoptose. Portanto, as células inflamatórias podem destruir os componentes da cobertura fibrosa e são citotóxicas para as células musculares lisas, que são capazes de promover a manutenção e recuperação da cobertura fibrosa protetora [15, 29, 35, 44, 52].

2.1.4. Efeitos da Aterosclerose

Respostas inflamatórias crônicas estão frequentemente associadas com tipos específicos de injúrias ou agentes indutores de granuloma. Na maioria dos pacientes, o infarto do miocárdio ocorre como resultado da erosão ou ruptura da cápsula fibrosa, muitas vezes em áreas específicas da lesão, onde os macrófagos entram, acumulam-se e são ativados. A degradação da cápsula fibrosa pode resultar da liberação de metaloproteinases, como colagenases, elastases e estromelisinas. As células T ativadas podem estimular a produção de metaloproteinases pelos macrófagos na lesão, que promovem a instabilidade da placa. Estas alterações podem também serem acompanhadas pela produção do fator tecidual pró-coagulante e outros fatores homeostáticos, aumentando ainda mais a possibilidade de trombose[29, 35, 44, 52].

Ruptura de placas e trombose pode ser responsável por cerca de 50% dos casos de síndromes coronarianas agudas e infarto do miocárdio. Quando a aterosclerose afeta as artérias que fornecem sangue ao coração, há uma restrição do fluxo sanguíneo para o músculo cardíaco, causando dor no coração (angina), batimento cardíaco irregular (arritmia) e outros problemas. As placas também podem tornar-se frágeis e romperem-se. Com a ruptura das placas, há formação de coágulos sanguíneos (trombos) que podem bloquear o fluxo de sangue através de uma artéria ou direcionar-se à outra parte do corpo (embolia). Se por ventura ocorrer uma obstrução de um vaso sanguíneo que supre o coração (artérias coronárias) pode desencadear um infarto do miocárdio. Quando a aterosclerose afeta as artérias que fornecem sangue ao cérebro, o paciente pode sofrer um AVC (acidente vascular cerebral). Caso o fornecimento de sangue para os braços ou para as pernas esteja comprometido, pode ocorrer dificuldade nos movimentos e, eventualmente, gangrena [13,35, 44, 52].

2.1.5. Epidemiologia

A aterosclerose é uma doença complexa e de manifestação lenta que inicia-se na infância e, muitas vezes, progride à medida que a pessoa envelhece. Lesões precursoras da aterosclerose (espessamento médio-intimal) podem ocorrer mais cedo na adolescência, porém, a frequência de lesões ateroscleróticas permanece baixa até os 40 anos de idade nos homens e até o início da menopausa nas mulheres [44, 52].

As mulheres, gradualmente, perdem os fatores de proteção à aterosclerose no período de 5 anos transcorridos da menopausa. Após esse prazo, as taxas de incidência de mulheres são praticamente idênticas aos observados nos homens da mesma idade[31]. Contra essa generalização, deve-se mencionar que, em algumas pessoas, a doença progride rapidamente durante a terceira década de vida. A verdadeira frequência de manifestação da aterosclerose é difícil, senão impossível, determinar devido às condições assintomáticas predominantes.

Nos Estados Unidos, por exemplo, estima-se que 16,3 milhões de pessoas sofrem de doença coronária e 7,0 milhões de pessoas de acidente vascular cerebral, segundo American Heart Association, 2008. As maiores taxas de incidência de manifestações clínicas da aterosclerose ocorrem na Grã-Bretanha e na Escandinávia, especialmente na Escócia e na Finlândia. Felizmente, as taxas de incidência têm diminuido ao longo dos últimos vinte anos [8].

Na década de 1980, o risco de doenças cardiovasculares no leste da Finlândia foi 40% superior em relação ao sudoeste [8]. Apesar da diminuição da incidência, a principal diferença geográfica entre a Finlândia oriental e ocidental se manteve quase inalterado.

Na Rússia e em muitas outras partes da União Soviética houve, recentemente, um aumento exponencial na incidência de doença coronariana. A incidência de doenças cardiovasculares no Extremo Oriente é significativamente inferior à incidência documentada no Ocidente. Na África, as doenças cardiovasculares são raras [31].

A aterosclerose é a principal causa de morte na maioria dos países industrializados, podendo ser considerada também como a principal causa de morte nos países em desenvolvimento. Conforme *American Heart Association*, nos Estados Unidos, por exemplo, as doenças cardiovasculares contribuíram para, aproximadamente, 814.000 mortes em 2007. Os países com as menores taxas de morte, com apenas 10 a 15% das taxas encontradas na Europa Oriental, são a Coréia e o Japão. Taxas excepcionalmente baixas também são vistas no sul da Europa. Uma redução na taxa de mortalidade para aterosclerose tem ocorrido em vários países industrializados desde 1950. Durante 1972-1992, na Finlândia oriental, o declínio observado na mortalidade foi de 55% nos homens e 68% nas mulheres. O declínio na taxa de mortalidade justifica-se, principalmente, devido ao uso generalizado das estratégias de prevenção, resultando em mudanças nos principais fatores de risco coronariano: concentração sérica de colesterol, hipertensão e tabagismo [31, 52].

2.2. MÉTODOS DIAGNÓSTICOS

Diagnóstico por imagem é a especialidade médica que busca auxiliar no diagnóstico e prognóstico dos estados de saúde e doença através do uso de tecnologias de produção e análise de imagens. Atualmente, numerosos dispositivos e equipamentos capazes de produzir imagens clínicas estão disponíveis, tornando a especialidade bastante complexa.

2.2.1. Ressonância Magnética

Ressonância magnética (RM) é uma técnica que baseia-se em um campo magnético e pulsos de energia de ondas de rádio, e que permite obter imagens de estruturas internas do organismo através da correlação da energia absorvida com a frequência, na faixa de megahertz (MHz) do espectro magnético, caracterizando-se como sendo uma espectroscopia [10, 11, 19].

A grande vantagem da RNM reside na sua segurança, já que não usa radiação ionizante, nas diversas capacidades em promover cortes tomográficos em muitos e diferentes planos, dando uma visão panorâmica da área do corpo de interesse e, finalmente, na capacidade de mostrar características dos diferentes tecidos do corpo[10,11,19].

A imagem de ressonância magnética é baseada na medição de radiofreqüência de ondas eletromagnéticas quando um núcleo "spinning" retorna ao seu estado de equilíbrio. Qualquer núcleo com um número impar de partículas (prótons e nêutrons) tem um momento magnético e, quando o átomo é colocado em um forte campo magnético, o momento do núcleo tende a se alinhar com o campo. Se o átomo é, então, excitado por um outro campo magnético, ele emite um sinal de radio freqüência permitindo ao núcleo retornar à sua posição de equilíbrio [10, 11, 19].

Apenas átomos que possuem número impar de prótons e/ou nêutrons serão capazes de produzir um sinal em RNM. Embora uma variedade de mais de 300 diferentes tipos de núcleos possuam momento angular, apenas um seleto grupo tem utilidade em medicina. Dentre esses: Hidrogênio, Carbono, Sódio, Fósforo, Flúor [10, 11, 19].

De todos os átomos, o Hidrogênio é o mais simples, pois ele possui apenas um próton. Ele é o mais importante átomo para a RNM, sobretudo porque em humanos, ele corresponde a mais de dois terços do número de átomos encontrados em nosso corpo. Além de sua abundância nos sistemas biológicos, o hidrogênio é altamente magnético, o que o torna extremamente sensível a RNM.

O efeito da ressonância magnética nuclear fundamenta-se basicamente na absorção ressonante de energia eletromagnética na faixa de frequências de ondas de rádio. Mais especificamente nas faixas de VHF - Very High Frequency (faixa de radiofrequência de 30 a 300 MHz) [10, 11, 19].

A técnica da ressonância magnética nuclear consiste em expor o paciente a um poderoso e uniforme campo magnético. Os campos magnéticos são medidos em unidades de Tesla (T). Na maioria dos sistemas médicos em uso atualmente esses campos variam de 0,2 T a 2,0 T de intensidade.

Quando submetidos a um campo magnético, esses prótons (setas) tendem a alinharem-se contra ou a favor desse campo. Na verdade, aproximadamente metade desses prótons alinham-se contra e metade a favor do campo magnético, com discreta predominância de prótons na mesma direção do campo. A diferença depende do campo magnético aplicado, mas é mínima em qualquer circunstância. Embora incrivelmente pequena, essa diferença é suficiente para produzir um sinal em RNM [10, 11, 19].

A ressonância, na verdade, é a freqüência com que o próton gira em torno desse eixo, e foi matematicamente definida por um físico britânico chamado Joseph Larmor. A freqüência, segundo Larmor, é proporcional ao campo aplicado e a cada núcleo usado.

No espectro eletromagnético temos radiações ionizantes de alta energia e alta freqüência, que incluem raio-X e várias outras formas, usados para imagem médica, pois podem atravessar o organismo. A desvantagem desse tipo de radiação está no dano que pode causar as células do corpo por seus efeitos ionizantes.

Para se produzir um sinal em RNM e então uma imagem, o vetor resultante, orientado de acordo com o campo magnético aplicado, deverá ser deslocado dessa posição e induzir a formação de uma corrente elétrica em uma bobina especialmente preparada para perceber a mudança de posição. Para mudar a direção do vetor resultante de sua orientação básica usa-se uma onda de Radiofrequência (RF) da janela do espectro eletromagnético. A RF deverá estar em sintonia com a freqüência de ressonância do sistema[10, 11, 19].

Após aplicação de um pulso de radiofreqüência (RF), dois efeitos podem ser mensurados quando o momento magnético retorna à sua posição de equilíbrio. Eles são conhecidos como os tempos de relaxamento longitudinal e transversal. O longitudinal ou tempo de relaxamento "spin-lattice", T1, é o mais simples e representa o tempo necessário para que a energia se dissipe e o momento de retornar à sua posição de equilíbrio ao longo do eixo-Z. Além disso, após aplicação do pulso de RF, os momentos magnéticos "spinning" gradualmente tornam-se fora de fase, devido aos efeitos de proximidades de núcleos. O tempo para que isso ocorra é conhecido como transversal ou tempo de relaxamento spin-spin, T2. Na prática, há um terceiro parâmetro chamado T*2, que também leva em conta as heterogeneidades locais do campo magnético. Devido a restrições físicas, a seguinte relação sempre assegura que: T*2 ≤ T2 ≤ T1 [10,19,11].

Para RNM foi desenvolvido um meio de contraste que pudesse realçar as lesões, e não os tecidos normais, a fim de facilitar sua localização, características e diagnóstico diferencial. Os meios de contraste geralmente utilizados em RM, portanto, afetam seletivamente os tempos de relaxamento T1 dos diferentes tecidos, embora os tempos de recuperação T2 possam também ser alterados pela introdução de meios de contraste. Quando o efeito predominante é o encurtamento T1, as estruturas ou tecidos patológicos com relaxamento T1 reduzido aparecem claras, isto é, hiperintensas.

O meio de contraste mais usado em RNM é o gadolíneo. A água no corpo, como aquela encontrada nos tumores e processos inflamatórios, tem uma rotação muito mais rápida que a freqüência de Larmor provocando um relaxamento ineficiente que é demonstrado por longos tempos de relaxamento T1 e T2, aparecendo nas imagens por RNM como áreas hipointensas e hiperintensas respectivamente. Ao colocar-se uma substância com grau de momento magnético, como o gadolíneo que é uma substância paramagnética, na presença de prótons da água são criadas flutuações do campo magnético local que podem reduzir os tempos de relaxamento T1 do próton da água. Este fenômeno provoca uma maior intensidade de sinal destes prótons nas imagens ponderadas em T1, tornando-os hiperintensos.

O gadolíneo é, portanto, um meio de contraste T1. Os meios de contraste T2 não são usados rotineiramente no dia-a-dia dos serviços de imagem e fica por conta do leitor melhorar seus conhecimentos sobre os mesmos, através dos livros textos.

O gadolíneo é um oligoelemento metálico (lantanídeo) classificado dentro do grupo dos metais pesados e com afinidade para se acumular locais do corpo humano como membranas, proteínas de transporte, enzimas, matriz óssea e órgãos em geral. O gadolíneo tem três elétrons livres, sendo, portanto, um íon metálico.

Os quelantes apresentam afinidade por íons metálicos e são capazes de ligarem -se a eles, colaborando na sua distribuição, circulação e excreção, evitando a deposição do mesmos por muito tempo nos tecidos humanos.

O quelante usado para o gadolíneo é o DTPA ou ácido dietileno triaminopentacético. Portanto, o resultado é o Gd-DTPA (gadopentetato) que é um meio de contraste hidrossolúvel bastante seguro para utilização clínica, sendo raros seus efeitos colaterais. Os mais comuns são: um aumento pequeno e transitório da bilirrubina e do ferro plasmáticos, cefaléias leves e transitórias (9,8 % dos casos), náuseas (4,1 % dos casos), vômitos (2,0 %), hipotensão, irritação gastrintestinal e erupções cutâneas em menos de 1%.

Aproximadamente, 80% do gadolíneo utilizado em um exame são excretados pelos rins em três horas. Embora não haja contra-indicações específicas para o seu uso, deve-se avaliar com critérios muito rígidos a necessidade do seu uso em pacientes com distúrbios hematológicos, particularmente nas anemias hematolítica e falciforme, no caso de gravidez, mães em fase de amamentação, distúrbios respiratórios, particularmente na asma, e história de alergia anterior ao contraste.

A dose eficaz do Gd-DTPA é de 0,1 mmol/Kg, equivalente a 0,2 ml/Kg de peso corporal, sendo sua administração por via endovenosa.
Como efeitos colaterais, considera-se que o campo magnético pode oferecer riscos para os pacientes que possuem implantes metálicos em seus organismos, sejam marca-passos, próteses, pinos ósseos de sustentação, chips vasculares. Com relação ao material de contraste que pode ser utilizado durante a RNM, há um pequeno risco de reação alérgica, porém, as manifestações são leves e podem ser tratadas com medicamentos antagonistas e anti-alérgicos. Esses pacientes devem ser minuciosamente interrogados e advertidos dos riscos de aproximarem-se de um magneto e apenas alguns casos, com muita observação, podem ser permitidos [10, 11, 19].

2.2.2. Tomografia Computadorizada

Tomografia refere-se à imagem de seção transversal de um objeto, obtida a partir de transmissão ou reflexão de dados através da aquisição de diferentes vistas do referido objeto. O impacto desta técnica na medicina diagnóstica tem sido revolucionário, pois permitiu aos médicos visualizar os órgãos internos com precisão e proporcionando segurança ao paciente.

A primeira aplicação médica utilizou raio-X para formar imagens de tecidos com base em seu coeficiente de atenuação. Recentemente, a imagem diagnóstica também tem sido realizada, com sucesso, através de tecnologias utilizando radioisótopos, ultra-som, ressonância magnética; conforme parâmetro de imagem à obter-se em cada caso [30].

Existem inúmeras aplicações não-médicas que se prestam aos métodos de tomografia computadorizada. Pesquisadores já têm aplicado esta metodologia para o mapeamento dos recursos subterrâneos, alguns casos especializados de imagens transversais para ensaios não destrutivos e imagens tridimensionais de microscopia eletrônica [30].

Fundamentalmente, imagens tomográficas lidam com reconstrução de uma imagem a partir de suas projeções. No sentido estrito da palavra, uma projeção de um dado ângulo é a integral da imagem na direção especificada por aquele ângulo. No entanto, em um sentido amplo, projeção significa a informação derivada de energias transmitidas, quando um objeto é "focado" de um ângulo particular, à expressão "projeção difratada" pode ser utilizada quando as fontes de energia são de difração, como é o caso de ultra-som e microondas [30].

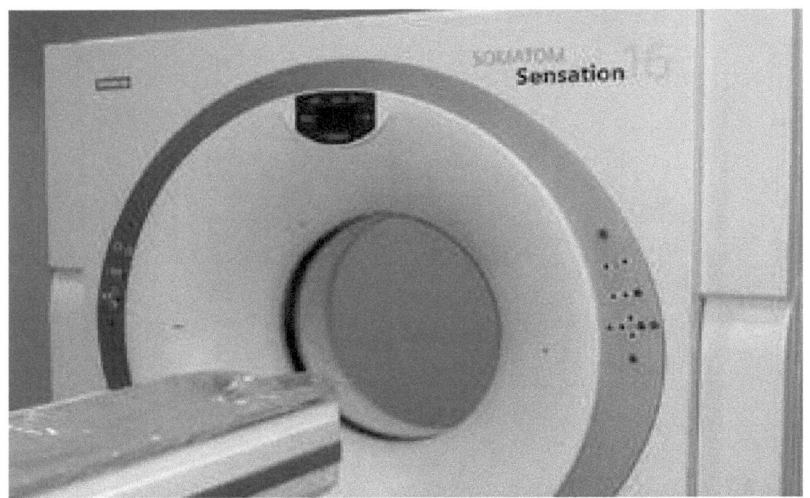

Fig.1. Imagem de um equipamento de Tomografia Computadorizada

Embora, do ponto de vista puramente matemático, a solução para o problema de como reconstruir uma função a partir de seus dados de projeções remontam às descrições de Radon em 1917, a atual efervescência em imagens tomográficas originou-se através das invenções de Hounsfield sobre raios para tomografia computadorizada, recebendo um prêmio Nobel em 1972. Ele dividiu o prêmio com Allan Cormack, que desenvolveu alguns dos algoritmos. Sua invenção mostrou que é possível processar um número muito grande de medidas com operações matemáticas complexas, e obter uma imagem incrivelmente precisa [30].

Os raio-X são "não-difrativos", ou seja, viajam em linhas retas, enquanto microondas e ultra-som são "difrativos". Quando um objeto é iluminado com uma fonte de difração, o campo de onda é disperso em praticamente todas as direções, embora sob certas condições, um pode ser capaz de assumir uma propagação em linha reta; estas condições são favorecidas quando a

33

heterogeneidade é superior ao comprimento de onda e quando o parâmetro de imagem é o índice de refração [30].

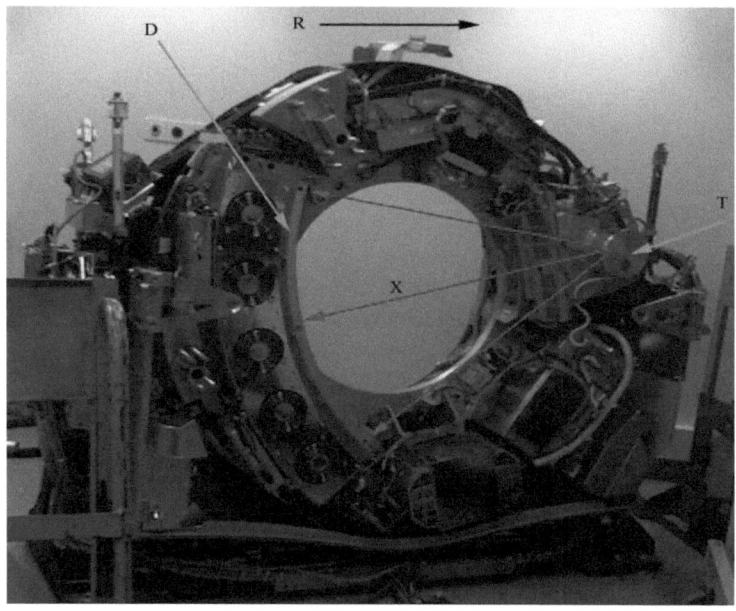

Fig.2. Foto do *gantry* de um tomógrafo sem as coberturas de acabamento e proteção. **T** indica o tubo de raios-x; **X** o feixe de raios-x, que deixam um tubo formando um leque; **D** banco de detetores, usualmente cristais cintiladores; **R** indica o sentido de rotação.

Bases Matemáticas de Tomografia com fontes "não-difrativas" são relevantes para recuperação de imagens de secção transversal de um objeto a partir dos dados de projeção.

Em situações ideais, projeções são medições dos valores integrados de algum parâmetro do objeto. A chave para a Imagem Tomográfica é o Teorema de Fourier, que relaciona a medida de projeção para a transformada de Fourier bidimensional do objeto de seção transversal[30].

Uma integral de linha, como o nome implica, representa a integral de alguns parâmetro do objeto ao longo de uma linha. Considerações devem-se, não aos fenômenos físicos que geram integral da linha, mas à atenuação de raio ao propagar-se através do tecido biológico. Neste caso, o objeto é modelado como uma distribuição bidimensional (ou tridimensional) da constante de atenuação de raio e uma linha integral representa a atenuação total sofrida por um feixe de raios, uma vez que percorre em linha reta através do objeto[30].

Uma projeção é formada pela combinação de integrais de linha. A mais simples projeção é um conjunto de raios paralelos integrados. Isso é conhecido como uma projeção paralela. Essa projeção poderia ser medida, por exemplo, movendo uma fonte de raio-X e um detector ao longo de linhas paralelas em lados opostos de um objeto.

Outro tipo de projeção é possível se uma única fonte for colocada em uma posição fixa em relação à linha de detectores. A maioria dos resultados de simulação computacional são demonstrados pelo então conhecido "Shepp e Logan Head Phantom", assim chamado por que são utilizados para testar a precisão dos algoritmos de reconstrução, por sua capacidade de reconstruir seções transversais de cabeça humana com tomografia de raio-X. Acredita-se que a cabeça humana apresenta a maior exigência sobre a precisão numérica e à liberdade de artefatos de um método de reconstrução [30].

Para obter o Teorema de Fourier "Slice" toma-se a transformada de Fourier unidimensional de uma projeção paralela e observa-se que a mesma é semelhante a uma à transformada de Fourier bidimensional do objeto original. Isto porque, dada a projeção de dados, torna-se possível estimar o objeto simplesmente executando a transformada de Fourier bidimensional inversa.

O Teorema de Fourier "Slice" relaciona a transformada de Fourier de uma projeção para transformada de Fourier do objeto ao longo de um único radial. Assim, dada a Transformada de Fourier de uma projeção em ângulos suficientes, as projeções podem ser reunidas em uma estimativa completa da transformada bidimensional, e então, simplesmente inverter para chegar a uma estimativa do objeto. Enquanto isso fornece um modelo conceitual simples de tomografia, implementações práticas requerem uma abordagem diferente [30].

$$\mathcal{F}(\omega) = \int_{-\infty}^{\infty} f(t) e^{-it\omega} \, dt$$

$$f(t) = \mathcal{F}^{-1}(\mathcal{F}(\omega)) = \frac{1}{2\pi} \int_{-\infty}^{\infty} \mathcal{F}(\omega) e^{i\omega t} \, d\omega.$$

O algoritmo que está sendo utilizado em quase todas as aplicações de tomografia de raios em linha reta é o algoritmo de "Retroprojeção Filtrado". Ele tem demonstrado ser extremamente preciso e passível para implementações rápidas e é derivado a partir do Teorema de Fourier "Slice". A derivação deste algoritmo é talvez um dos exemplos mais ilustrativos de como pode-se obter uma aplicação de computador radicalmente diferentes simplesmente reescrevendo expressões fundamentais ou a teoria subjacente.

O algoritmo de retroprojeção filtrado pode ser dado através de um raciocínio intuitivo bastante simples porque cada projeção representa uma medida quase independente do objeto. Isto não é óbvio no espaço de domínio, mas se a Transformada de Fourier é encontrada em cada ângulo da projeção, então, segue-se facilmente pelo Teorema de Fourier "Slice" [30].

Para desenvolver a idéia através do algoritmo de "retroprojeção filtrado", nota-se que, devido ao Teorema de Fourier "Slice", a medida de uma projeção pode ser executada através da operação de filtragem bidimensional. Considerando uma única projeção e sua transformada de Fourier, através do teorema, a projeção proporciona os valores da Transformada de Fourier bi-dimensional de um objeto ao longo de uma única linha. Se os valores da transformada de Fourier desta projeção são inseridos em seu devido lugar no domínio da transformada de Fourier bidimensional de um objeto, em seguida, uma reconstrução simples (embora muito distorcida) pode ser formada por assumir a outras projeções a zero e encontrar a Transformada de Fourier bidimensional inversa. Sendo assim, a reconstrução formada é equivalente à Transformada de Fourier do objeto original multiplicando ao filtro simples [30].

Os algoritmos matemáticos para reconstruções tomográficas são baseados em dados de projeção, que podem representar, por exemplo, a atenuação de raio através de um objeto como em tomografia convencionais de raio-X, o decaimento de nuclídeos radioativos no corpo como em emissão tomográfica, ou as variações do índice de refração como na tomografia ultra-sônica. A partir da medição de dados de projeção torna-se possível discutir sobre a energia que viaja em linha reta através dos objetos. Projeção de dados, por sua própria natureza, é um resultado da interação entre a radiação usada para geração de imagens e a substância da qual o objeto é composto. Para uma primeira aproximação, tais interações podem ser modeladas a partir da integração de alguma característica do objeto. Um exemplo simples disso é a atenuação que um feixe de raio-x é submetido à medida que atravessa um objeto. Uma integral da linha de atenuação de raio-x é o log da proporção de fótons de raio-X monocromáticos que entram no objeto para aqueles que saem do mesmo. Um segundo exemplo de dados de projeção para integrais lineares é a propagação de uma onda sonora que viaja através de um objeto. Para um feixe de som, o tempo total que leva para viajar através de um objeto é a integral da linha, pois é a soma do tempo que leva para viajar através de cada pequena parte do objeto. Em ambos os casos, raio-x e ultra-som, os dados medidos correspondem apenas a uma aproximação para integral da linha. A atenuação de um feixe de raio-X é dependente da energia de cada fóton e, uma vez que, os raio-X utilizados para geração de imagens contêm, normalmente, uma média de energias, a atenuação total é mais uma soma complicada da atenuação em cada ponto ao longo da linha. No caso do ultra-som, os erros são causados pelo fato de que as ondas de som quase nunca viajam através de um objeto em uma linha reta e, portanto, o tempo medido corresponde a algum caminho desconhecido e curvo através do objeto. Felizmente, para muitas aplicações práticas importantes, a aproximação desses caminhos curvos por linhas retas é aceitável. Sendo assim, torna-se relevante apresentar diferentes tipos de tomografia, cada uma com abordagens distintas para a medição de dados de projeção e com específicas limitações físicas [30].

Uma tintura de iodo (material de contraste) é freqüentemente utilizada para visualizar estruturas e órgãos, auxiliando no delineamento das imagens obtidas pelo CT. A tintura pode ser usada para verificação do fluxo sanguíneo, detecção de tumores, e para obtenção de informações estruturais mais características.

As formas de apresentação do material de contraste são distintas visando atender às peculiaridades de cada paciente e prioridades do exame: injetável, através da aplicação intravenosa; em solução, para alguns tipos específicos de varreduras; ou aplicação direta, locando o mesmo no cólon ou reto[30].

Os riscos apresentados pela Tomografia Computadorizada são mínimos, porém as orientações referentes aos procedimentos para realização do exame devem ser seguidas. Há um pequeno risco de uma reação alérgica, se material de contraste é utilizado. Pacientes diabéticos, que fazem uso de metformina, serão orientados quanto a não ingestão do mesmo durante o período que antecede e procede à data do exame, isso porque o princípio ativo pode interagir com o material de contraste [30].

A Tomografia Computadorizada pode interferir com dispositivos médicos (pacemakers, bombas de insulina, desfibrilador) implantados em pacientes.

2.2.2.1. Tomografia Computadorizada por Emissão

Em tomografia de raio-X convencional, os médicos usam o coeficiente de atenuação de tecido para inferir informações de diagnóstico sobre o paciente. Tomografia Computadorizada por Emissão, por outro lado, usa o decaimento de isótopos radioativos para obter a imagem da distribuição dos mesmos em função do tempo. Estes isótopos podem ser administrados ao paciente sob a forma de radiofármacos, quer por injeção ou por inalação. Assim, por exemplo, pela administração de um isótopo radioativo por inalação, a CT por Emissão pode ser utilizada para rastrear a via do isótopo através dos pulmões. Isótopos radioativos são caracterizados pela emissão de fótons de raios gama ou pósitrons, dois produtos de decaimento nuclear[30].

A concentração de um isótopo em qualquer seção transversal altera-se com o tempo devido ao decaimento radioativo, fluxo e cinética bioquímica dentro do corpo. Isto implica que todos os dados para uma imagem de seção transversal devem ser coletados em um intervalo de tempo que seja curto ao comparar com a constante de tempo associada com as variações de concentração. Mas, este aspecto proporciona a CT por Emissão um grande potencial e relevância em medicina diagnóstica, porque agora, por análise das imagens captadas em diferentes tempos na mesma secção transversal, pode-se determinar o estado funcional de vários órgãos no corpo de um paciente [30].

Há dois tipos de CT por Emissão: CT por Emissão de Fóton Único CT por Emissão de Pósitrons. A palavra "Único" refere-se ao produto de decaimento radioativo, um único fóton, enquanto na emissão de pósitrons o decaimento produz um pósitron. Depois de percorrer uma curta distância o pósitron combina-se com um elétron. A aniquilação do emitido pósitrons resulta em dois fótons de raios gama coincidentes e opostos, conforme detalhado a seguir.

2.2.3. Tomografia por Emissão de Pósitrons – PET

A detecção e medida da radiação são baseadas na interação da radiação com a matéria. Em gases, a radiação ionizante interage com moléculas gasosas para produzir íons positivos e negativos, os quais são, então, coletados como corrente ou contagens para aplicação em voltagens A quantidade de ionização é proporcional a quantidade de energia depositada pela radiação. Cada evento de interação é detectado como uma contagem e este princípio é aplicado em contadores Geiger-Müller [46].

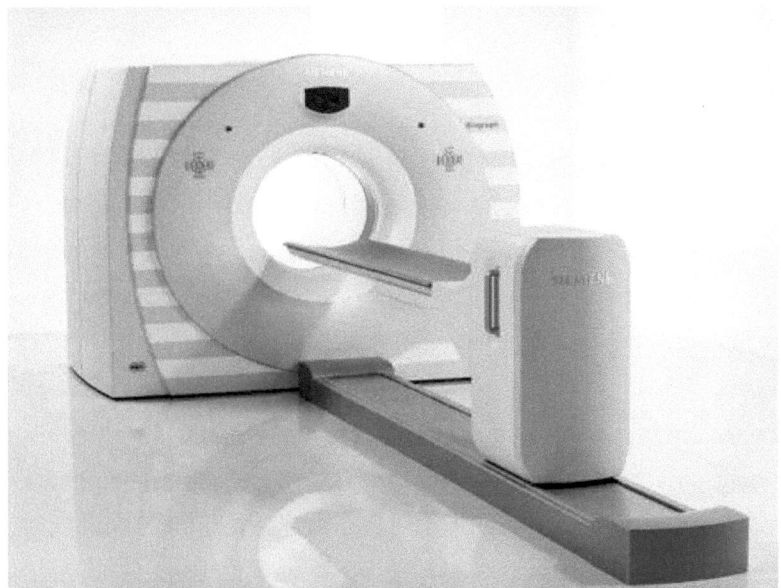

Fig.3. Biograph TruePoint PET

Detectores Líquidos de Cintilação operam no princípio de interação da radiação com um tipo especial de líquido de cintilação que emite luz sobre interação com a radiação.

Tanto os detectores de cintilação líquidos quanto os gasosos apresentam baixa eficiência de detecção, não sendo utilizados em tecnologia PET. A interação da radiação com detectores de cintilação sólidos é a base do processo de detecção de radiação em tecnologia PET. Os detectores sólidos apresentam uma propriedade única de emitir cintilação ou *flashes* de luz após absorver γ ou raios. Os fótons de luz são convertidos em pulsos elétricos ou sinais para um tubo fotomultiplicador. O pulso é amplificado por um equipamento de amplificação linear, permitindo, então, registros de contagens. Diferentes tipos de radiação são detectadas por diferentes tipos de detectores. Por exemplo, raios γ ou raios são detectados por cristais de Iodeto de Sódio contendo uma quantidade traço de Tálio , NaI(Tl), entretanto, detectores de cintilação orgânicos como antraceno ou flúor plástico são utilizados para detecção de partículas (β^-) [46].

PET é baseado na detecção de dois fótons coincidentes de 511 keV a 180°. Esses fótons são produzidos por processo de aniquilação, no qual o pósitron emitido pelo radionuclídeo correspondente combina com um elétron do meio, aniquilando-se. Detectores sólidos de cintilação de diferentes materiais têm sido investigados para detectar fótons de 511 keV [46].

No PET *Scanner*, cada elemento detector é conectado por um circuito de coincidência com uma "janela de intervalo" para um conjunto de elementos detectores opostos. Tipicamente, a "janela de intervalo" é definida para 6ns a 20ns dependendo do tipo de detector. Se há N elementos detectores no anel, geralmente cada detector está em coincidência com N/2 elementos detectores no lado oposto, e, então, N/2 projeções de feixe estão disponíveis para cada elemento detector. Estas projeções de feixes formam para cada detector um ângulo de aceitação no plano transaxial e estes ângulos de aceitação para todos os detectores no anel formam um campo transaxial de visualização (FOV) [46].

Na interpretação de estudos de Medicina Nuclear, médicos preferem trabalhar com uma combinação entre imagens de alta resolução CT ou MR e imagens de baixa definição anatômica PET, para uma localização precisa da lesão. Isto é muito utilizado para comparar imagens antes e após uma terapia, a fim de avaliar a efetividade do tratamento. No final, o co-registro entre os dois *sets* de imagens digitais é desenvolvido. No co-registro, o tamanho da matriz, a intensidade do voxel e a rotação são ajustados para estabelecer correspondência entre as imagens. Este processo é chamado de alinhamento de imagens. Várias técnicas são empregadas no alinhamento de imagens de diferentes modalidades. Um importante método baseia-se na intensidade do voxel de ambas as imagens usando a diferença na intensidade ou o desvio padrão das taxas de intensidade de imagem. Em

42

todas as técnicas, algoritmos devem ser desenvolvidos e empregados para alcançar um co-registro de imagens de diferentes modalidades. Diferentes sistemas de *softwares* podem ser aplicados [46].

Alguns parâmetros são essenciais para boa qualidade de formação de imagem. A resolução espacial do PET *Scanner* é a medida da habilidade do dispositivo para reproduzir fielmente a imagem de um objeto, sendo assim, descreve claramente a variação na distribuição da radioatividade no mesmo. Resolução Espacial é empiricamente definida como a distância mínima entre dois pontos em uma imagem que pode ser detectada em um scanner [46].

Um fator que afeta a resolução espacial é a resolução intrínseca dos detectores de cintilação usados no PET Scanner. Para os multidetectores de PET Scanner, a resolução intrínseca (R_i) está relacionada ao tamanho do detector (d). R_i é normalmente dado por d/2 no eixo do scanner entre dois detectores e por d na face de qualquer detector. Para um detector de 6 mm, o valor de R_i é 3 mm do centro do campo transaxial de visualização (FOV) e aproximadamente 6mm em direção à borda do FOV [46].

Outro parâmetro é o alcance do pósitron. Um pósitron percorre uma distância no tecido perdendo grande parte de sua energia e, então, é aniquilado após capturar um elétron. Então, o percurso de emissões β^+ difere da situação de aniquilação. O alcance de um pósitron aumenta com a energia, mas reduz com a densidade do tecido [46].

A sensibilidade do PET é definida como o número de contagens por unidade de tempo detectado pelo equipamento por cada unidade de atividade presente na fonte. Isto é normalmente expresso por contagens por segundo por microCurie/ ou megaBecquerel (cps/μCi ou cps/MBq). Sensibilidade depende da eficiência geométrica, eficiência de detecção e o *dead time* do sistema. A eficiência de detecção do tempo de decaimento, densidade, número atômico e espessura do material detector [46].

A eficiência geométrica do PET é definida pelo ângulo projetado pela fonte de atividade no detector. O fator geométrico depende da distância entre a fonte e o detector, o diâmetro do anel e o número de detectores no anel. Aumentando a distância entre o detector e a fonte, reduz o ângulo e, então, diminui a eficiência geométrica e, por sua vez, a sensibilidade. Ao contrário, essa eleva-se com o aumento no número de anéis do *scanner* [46].

O contraste nas imagens surge a partir de variações relativas em densidades de contagem entre áreas adjacentes na imagem de um objeto, favorecendo as medidas de detecção da anormalidade relativa ao tecido normal. Vários fatores interferem na captação do radiofármaco , e, dessa forma, na imagem obtida: densidade de contagem, tamanho da lesão e movimento do paciente, além do background dos arredores. Uma lesão hipercaptante relativamente pequena é facilmente identificada em background baixo, por outro lado, uma pequena lesão hipocaptante pode não destacar-se em um tecido de intensa atividade [46].

O movimento do paciente durante a obtenção de imagem reduz a imagem contraste. Artefatos devido aos movimentos cardíacos podem ser reduzidos utilizando técnicas "Gated". Similarmente, prender a respiração pode melhorar as imagens torácicas [46].

O 2-[^{18}F]fluoro-2-desoxi-D-glicose (FDG-^{18}F) é o radiofármaco mais utilizado universalmente para diagnóstico através da tecnologia PET, sendo considerado atualmente, o radiofármaco PET de maior sucesso em oncologia [16, 26, 33, 40, 55].

O FDG-^{18}F é um análogo da glicose, sendo, também, absorvido para o interior das células por um sistema de transporte celular. Há duas famílias de transportadores de glicose: GLUTs, sistema de transporte facilitado e co-transportadores de glicose sódio (SGLTs).Os GLUTs não consomem ATP e transportam glicose à um gradiente de concentração inferior, através de um mecanismo chamado difusão estereoespecífica [9,56]. SGLTs são dependentes de ATP e podem bombear a glicose contra o gradiente de concentração, sendo predominantemente encontrados no intestino delgado e rins. GLUT 1, GLUT3 e GLUT 4 apresentam uma maior afinidade à glicose quando comparados ao GLUT2 [5].

Estando no interior celular, a glicose é então submetida ao processo de fosforilação por hexoquinases, formando a glicose-6-fosfato. Após fosforilação, a glicose-6-fosfato entra no ciclo glicolítico catalizado por hexose-6-fosfato isomerase obtendo-se como produto frutose-6-fosfato [1, 5, 36, 60].

O FDG-^{18}F apresenta um radioisótopo no carbono 2. Ambos, glicose e FDG, exibem propriedades semelhantes como substrato da hexoquinase, sendo assim, o FDG também é fosforilado no citosol. Contrário a glicose-6-fosfato, o FDG-6-fosfato, não será metabolizado, devido a ausência do grupo hidroxil no carbono 2, permanecendo no interior celular. O FDG acumula-se nas células permitindo a mensuração da atividade metabólica [42, 51].

O ^{18}F decai por emissão de pósitrons o qual, após percorrer uma pequena distância no tecido, colide com um elétron gerando dois fótons de aniquilação de 511 Kev. A detecção dos fótons de aniquilação pela câmera PET externa permite a definição de uma imagem que reflete a intensidade do radiofármaco e, consequentemente, o acúmulo de glicose nos diferentes tecidos. PET é uma modalidade de imagem que fornece dados limitados sobre localização anatômica, porém proporciona informações metabólicas funcionais com grande sensibilidade [4, 43, 46,48,58].

O FDG-PET tornou-se indispensável para o diagnóstico, estadiamento, prognóstico e avaliação de estratégias de tratamento em oncologia [43]. O desenvolvimento de técnicas para a aplicação desse radiofármaco em outras áreas, tais como a Cardiologia, tem sido propósito de estudo em muitos centros de pesquisa [48].

O PET é extremamente utilizado para detecção de uma variedade de tumores, tais como, mama, colo-retal, esofágico, cabeça e pescoço, pulmão, tireóide, melanoma, linfoma, devido a sua alta sensibilidade, especificidade e acurácia. Na interpretação de imagens PET-FDG de tumores é desejável comparar o acúmulo relativo de FDG-^{18}F no tumor com o acúmulo no tecido adjacente normal. Tal comparação oferece informação do grau de progressão do tumor, além de indicar um gerenciamento apropriado para o tumor. Em quimioterapia, a avaliação comparativa de imagens PET-FDG de tumores antes e depois da terapia é importante para verificar o efeito do tratamento no tumor[4,48,58].

Há vários métodos para determinar o acúmulo de FDG-^{18}F em tumores. A avaliação visual é comumente utilizada no diagnóstico e estadiamento de tumores, e baseia-se em diferenças de contrastes entre tumores e tecidos adjacentes. É um método simples que requer uma imagem estática em um tempo definido pós-injeção e pode ser aplicada na avaliação da resposta terapêutica de tumores. Na técnica visual, é importante ajustar a intensidade de imagem de tumores e tecidos adjacentes para a mesma escala de cores[43].

Apesar da avaliação visual ser extremamente empregada em centros de Medicina Nuclear, os métodos quantitativos e semi-quantitativos aprimoram a detecção e a avaliação comparativa [46].

O método semi-quantitativo *Standard Uptake Value* (SUV) é amplamente utilizado em imagens de Medicina Nuclear e Molecular[25,28]. SUV é definido pela concentração de atividade no tecido determinada a partir da região de interesse (ROI) na imagem PET, dividido pela dose do radiofármaco injetado no paciente e multiplicado pelo fator de calibração (superfície corpórea ou peso) :

$$SUV = C_{ROI} / Dose \ X \ Peso$$

C_{ROI} – Concentração do radiofármaco na região de interesse em µCi/g (Bq/g)
Dose – dose do radiofármaco injetado no paciente em µCi (Bq)
Peso – peso do paciente em g

No cálculo de SUV, a ROI é determinada pelo analisador da imagem de reconstrução. O computador então calcula a densidade de contagem média na região de interesse fornecendo dados em atividade por grama de tecido[46].

Os valores aproximados de SUV FDG para alguns tecidos normais são:
- fígado: 2,5
- córtex renal: 3,5
- tecidos moles: <1

Os valores de SUV para vários tecidos neoplásico apresentam-se entre 2 e 25, dependendo da avidez da célula pelo FDG. Alguns fatores podem alterar os valores de SUV como: intervalo entre injeção e processamento da imagem, tipo e condição do tecido, excesso de tecido adiposo [25, 28].

CAPÍTULO 3:
PACIENTES, MATERIAL E MÉTODO

3.1. PACIENTES

Este estudo foi realizado em onze pacientes, sendo seis considerados como grupo controle, e cinco doentes, selecionados a partir do critério de inclusão determinado para análise. Os mesmos foram submetidos ao exame diagnóstico FDG-^{18}F PET/CT na Clínica de Diagnóstico por Imagem (CDPI) localizada na Barra da Tijuca, no Rio de Janeiro.

A presença do grupo controle permitiu a comparação com a faixa de normalidade. Para determinar a amostragem considerou-se que cada paciente realizaria dois exames de imagem (Tomografia por Emissão de Pósitrons e Tomografia Computadorizada) totalizando 20 dados de análise para o estudo, obtendo, dessa forma, informações relevantes e permitindo um estudo subseqüente com um maior n amostral.

Questionários relacionados aos aspectos sociais e habituais dos pacientes foram avaliados, além de exames realizados anteriormente pelo paciente, como a angiografia, e históricos médicos, a fim de identificar os pacientes a serem incluídos no estudo.

Tabela 1. Relação de Medicamentos dos Pacientes

	Paciente	Idade	Medicamentos
Estudo	MGV	60	Enalapril, Lozartan, Atenolol, Furozemida, hidralazina, Atorvastatina, Ácido Acetilsalicílico, Amitriptilina
	OCP	68	Sinvastatina, Captopril, Ácido Acetilsalicílico, Losartan
	AAO	64	Losartan, Hidroclorotiazida Hidralazina, Omeprazol
	CN	65	Captopril, Sinvastatina, Ácido Acetilsalicílico, Omeprazol
	JL	77	Losartan Potássico, Ácido Acetilsalicílico, Monocordil
Controle	MG	61	-
	AA	80	Lisinopril
	FB	63	Atacand
	LD	74	Alprazolan, Omeprazol, Serenata
	MS	65	Cálcio
	NP	78	Polivitamínico

Como critério de inclusão, selecionou-se, para o grupo em estudo, pacientes com grau de estenose de carótidas relevante (superior a 70%), que seriam submetidos a um processo cirúrgico de remoção de placas ateroscleróticas, endarterectomia, a fim de obter uma comprovação histológica significativa e viabilizar uma comparação com os resultados de imagem apresentados.

O peso, sexo, idade e atividade presente na injeção de FDG-^{18}F foram registrados para cada paciente.

Como critério de exclusão considerou-se pacientes diabéticos, devido à competição da glicose sanguínea com FDG-^{18}F na presença de glicemia elevada. A taxa glicolítica de todos os pacientes foi mensurada antes da execução dos exames a fim de averiguar se os níveis de glicose sanguíneo encontram-se delimitados pela faixa de normalidade (70 a 110 mg/dL).

O estudo foi aprovado pelo Comitê de Ética da Faculdade de Medicina da Universidade Federal do Rio de Janeiro e o paciente autorizou o estudo através do Termo de Consentimento Livre e Informado.

3.2. METODOLOGIA

Estudo epidemiológico prospectivo, duplo cego, randomizado, transversal foi realizado para caracterização das placas ateroscleróticas presentes nos pacientes estudados.

A técnica de randomização utilizada foi a randomização simples através do uso de números aleatórios.

3.2.1. Aquisição PET

O equipamento utilizado foi o Biograph TruePoint PET/CT, Siemens, que integra a sensibilidade funcional do PET com os detalhes anatômicos do diagnóstico multislice CT. Algumas tecnologias presentes neste equipamento, tais como, HD/PET, True V, HI-REZ, cristais de LSO, Pico-3D, True C, e SureView estendem o campo de visão do PET favorecendo a qualidade da imagem. Algumas especificações técnicas do equipamento estão relatadas a seguir: 16 slice CT; cristal 4x4 mm LSO; 32.440 LSO cristal com TrueV, 21.6 cm de campo de visão axial PET com TrueV; detetor UFC para aprimorar a imagem em CT. A resolução PET é medida em volumes e corresponde à 4mm (4x4x4=64 mm).

As imagens de PET foram adquiridas em modo 3D, 2 *bed position (6 min/bed)*, após aproximadamente 100 minutos contados a partir da administração de, aproximadamente, 370MBq do radiofármaco FDG-^{18}F por via intravenosa.

O exame foi realizado para permitir a visualização da carótida, e dessa forma, a imagem foi obtida do topo do crânio até a emergência dos grandes vasos.

O método semi-quantitativo Standard Uptake Value (SUV) foi a metodologia de escolha para avaliar a concentração de atividade na placa instável, possivelmente através de captação do radiofármaco por macrófagos presentes na mesma.

3.2.2. Aquisição CT

Para obtenção de imagens em Tomografia Computadorizada utilizou-se o Sensation Siemens scanner CT 16. Este *scanner* apresenta 16 detectores e gera imagens simultâneas de 0,75 ou 1,5mm de espessura por rotação. Através da tecnologia z-Sharp, z-UHR e tubos de raio-x STRATON, o Siemens SOMATOM Sensation 16 CT gera imagens anatômicas de grande qualidade. A fusão de imagens foi feita através do software Siemens Syngo.

3.2.3. Avaliação Qualitativa – Coeficiente de Correlação

A análise qualitativa do estudo foi desenvolvida através da determinação do coeficiente de correlação de Pearson.

$$r = \frac{N\Sigma xy - (\Sigma y)(\Sigma x)}{\sqrt{[N\Sigma x^2 - (\Sigma x)^2][N\Sigma y^2 - (\Sigma y)^2]}}$$

Em estatística descritiva, o coeficiente de correlação de Pearson, também chamado de "coeficiente de correlação produto-momento" ou simplesmente de "ρ de Pearson" mede o grau da correlação (e a direção dessa correlação - se positiva ou negativa) entre duas variáveis.

De acordo com o Quadro 1, é possível avaliar o coeficiente de correlação baseando-se na intensidade do mesmo.

Quadro 1: Avaliação do coeficiente de correlação conforme intensidade

Valor do coeficiente r_{xy} tomado em módulo	Intensidade da Correlação
0	NULA
$0 < r_{xy} \leq 0,3$	FRACA
$0,3 < r_{xy} \leq 0,6$	REGULAR
$0,6 < r_{xy} \leq 0,9$	FORTE
$0,9 < r_{xy} \leq 1$	MÁXIMA

Fonte: Estatística Aplicada. Larson Farber

O coeficiente de correlação pode, também, ser analisado pelo sentido da reta de representação gráfica, conforme Quadro 2. Este coeficiente, normalmente representado por ρ, assume sinais < 0, = 0, e > 0.

ρ > 0: Significa uma correlação perfeita positiva entre as duas variáveis.

ρ < 0: Significa uma correlação negativa perfeita entre as duas variáveis , isto é, se uma aumenta, a outra sempre diminui.

ρ = 0 Significa que as duas variáveis não dependem linearmente uma da outra. No entanto, pode existir uma dependência não linear. Assim, o resultado ρ = 0 deve ser investigado por outros meios.

Quadro 2: Interpretação do sentido da orientação

Sinal do coeficiente r_{xy}	Sentido da Correlação
< 0	INVERSA OU NEGATIVA
= 0	NULA
> 0	DIRETA OU POSITIVA

Fonte: Estatística Aplicada. Larson Farber

CAPÍTULO 4:

RESULTADOS

O processo amostral foi realizado em clínicas particulares e no Hospital Clementino Fraga Filho. De acordo com a caracterização do sexo, 40% dos pacientes do estudo eram do sexo masculino e 60% do sexo feminino (Gráfico 1). Já para o grupo controle, 33% pertenciam ao sexo feminino e 67% masculino (Gráfico 2). Considerando n total, 45,5% representavam o sexo feminino e 54,5% sexo masculino.

Gráfico 1. Sexo dos Pacientes – Estudo   Gráfico 2. Sexo dos Pacientes - Controle

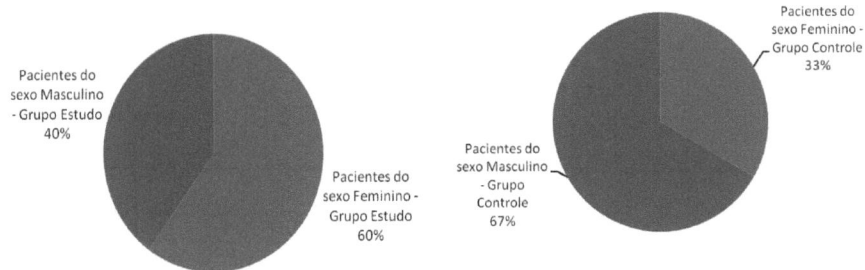

Os pacientes selecionados para o estudo apresentavam-se dentro de uma faixa etária relativamente homogênea, com uma média geral de 68 anos e um desvio padrão de 6,9. O gráfico 3 representa a distribuição das idades dos pacientes selecionados para o estudo relacionando à média e desvio padrão (DP).

Gráfico 3. Distribuição da Idade dos Pacientes

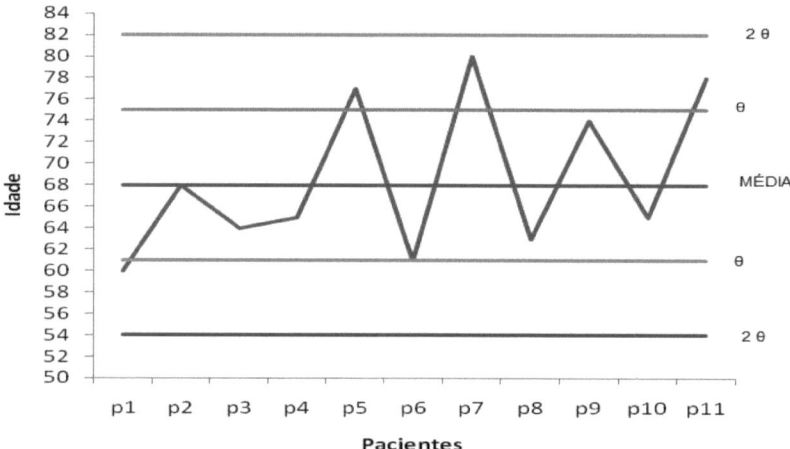

Os dados dos pacientes em estudo e do grupo Controle estão descritos na tabela 2. O estudo PET faz referência à valores relevantes de SUV que caracterizam a presença de placa instável. O exame CT foi realizado para detecção de aspectos morfológicos, permitindo correlacionar com a imagem funcional obtida pelo PET. Todos os pacientes em estudo foram submetidos ao processo de endarterectomia, o que permitiu uma comprovação dos dados obtidos pelos métodos de diagnóstico por imagem.

Tabela 2. Caracterização dos Pacientes em Estudo e Grupo Controle

	Paciente	Registro	Idade	Sexo	PET	Grau de Estenose	Anatomia Patológica
Estudo	MGV	716233-1	60	F	+	> 80% - CE	+
	OCP	716234-7	68	F	+	> 80% - CD	+
	AAO	716139-8	64	M	+	> 85% - CE > 75% - CD	+
	CN	716345-4	65	F	+	90% -CD	+
	JL	816603-2	77	M	+	> 70% - CE	+
Média			67				
DP			5,70				
Controle	MG	817215-4	61	M	-	-	N
	AA	817315-3	80	M	-	-	N
	FB	817116-2	63	M	-	-	N
	LD	816355-7	74	M	-	-	N
	MS	816532-7	65	F	-	-	N
	NP	827649-3	78	F	-	-	N
Média			70				
DP			7,4				
Média Geral			68				
DP Geral			6,9				

CD: Carótida Direita   CE: Carótida Esquerda

PET: (+) valores relevantes de SUV caracterizando placa captante

Anatomia Patológica: (+) presença de conteúdo inflamatório caracterizando placa instável

(N) grupo controle não submetido a processo cirúrgico.

As medidas de SUV permitiram avaliar a concentração de atividade através da possível captação de FDG-^{18}F pelos macrófagos presentes na placa instável, possibilitando, então, a caracterização da mesma.

Tabela 3. Valores de SUV

	Paciente	CD	CE	JD	JE
Estudo	MGV	1, 200	2, 050	1, 100	1, 100
	OCP	1, 760	1, 000	1, 000	1, 000
	AAO	2, 200	2, 600	1, 000	1, 100
	CN	2, 480	1, 400	1, 000	1, 000
	JL	1, 100	1, 600	1, 000	1, 100
Dammy(*)		1, 748	1, 730	1, 020	1, 060
Média		1, 748	1, 730	1, 020	1, 060
Controle	MB	0, 900	0, 900	0, 7000	0, 7000
	AA	1, 0977	1, 0351	0, 8311	0, 8287
	FB	1, 0237	1, 0211	0, 7891	0, 7236
	LD	0, 9033	0, 9127	0, 721	0, 7541
	MS	0, 8845	0, 8324	0, 8176	0, 8098
	NP	0, 9147	0, 9238	0, 7892	0, 7794
Média		0, 9440	0, 9375	0, 7747	0, 7659

(*) Introduzido nos dados para equilibrar o experimento.

CD: Carótida Direita; CE: Carótida Esquerda; JD: Jugular Direita; JE: Jugular Esquerda

O gráfico 4 apresenta, de maneira comparativa, os níveis médios de SUV nas artérias dos pacientes do estudo e do grupo controle. O *background* referente à captação do radiofármaco nas carótidas dos pacientes em estudo justifica os níveis de SUV um pouco mais elevados nas jugulares dos mesmos quando comparados ao grupo controle.

Através de um estudo descritivo comparativo inter-grupos na carótida direita observa-se que 64,9% da média dos valores de SUV corresponde aos pacientes em estudo. Na carótida esquerda, os pacientes do grupo controle apresentaram apenas 35,2% de captação média do radiofármaco quando comparado ao grupo em estudo. Análise efetuada intra-grupo, carótida direita com a jugular direita dos pacientes em estudo, apresentou um valor médio de SUV 26,2% superior na artéria carótida. No grupo controle esta análise foi efetuada e a diferença entre os níveis médios de captação do FDG-^{18}F foi inferior a 10%.

Gráfico 4. Medidas da Média de SUV

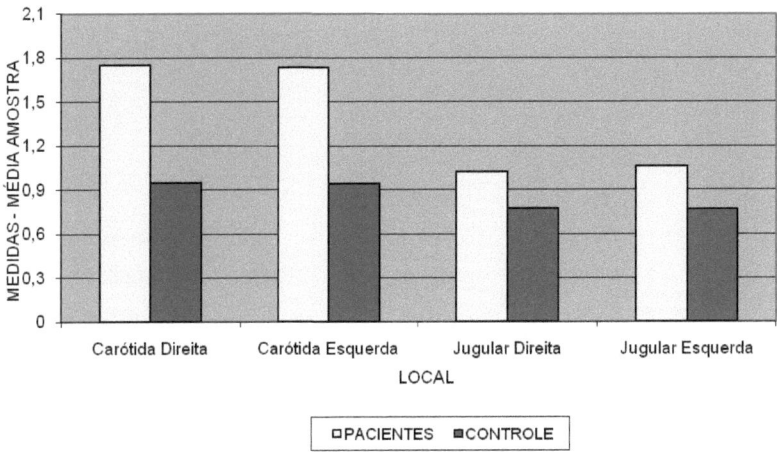

Observa-se que os valores de SUV apresentam-se superiores nas carótidas dos pacientes em estudo (Fig.4B) quando comparados aos níveis obtidos pelo grupo controle (Fig. 4A).

(A)   (B)

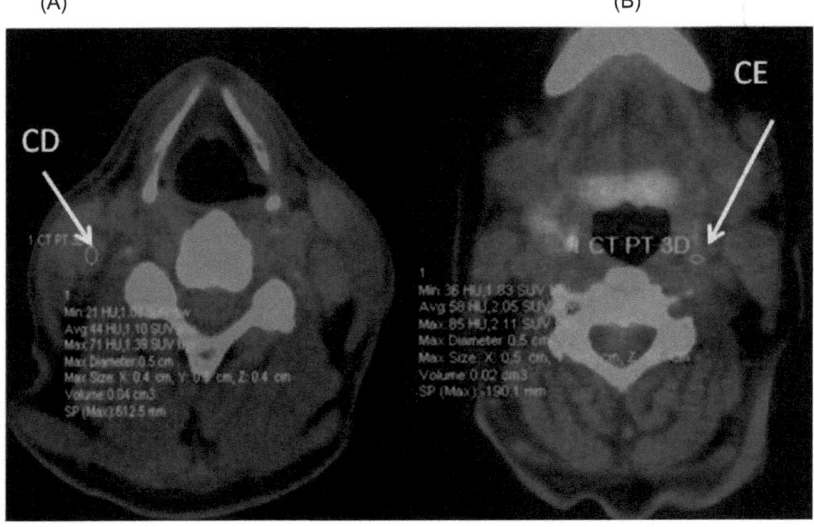

Fig. 4. Medidas dos níveis de SUV na artéria carótida. (A) Imagem FDG-PET/CT na artéria carótida direita do paciente do grupo controle. (B) Imagem FDG-PET/CT na artéria carótida esquerda do paciente do grupo estudo.

Tabela 4. Avaliação das Medidas de Referência

MEDIDA	CD	CE	JD	JE
Média	1, 748	1,73	1,02	1,06
Erro padrão	0, 220641489	0, 224944438	0, 016329932	0,02
Mediana	1, 754	1, 665	1	1,08
Desvio padrão	0, 540459064	0, 550999093	0,04	0, 048989795
Curtose	-1, 365515724	0, 42937126	5, 125	-2, 166666667
Assimetria	0, 091037857	0, 47366347	2,25	-0, 612372436
Intervalo	1,38	1,6	0,1	0,1
Mínimo	1,1	1	1	1
Máximo	2,48	2,6	1,1	1,1
Soma	10, 488	10,38	6,12	6,36
Contagem	6	6	6	6

O estudo de correlação foi obtido através de uma avaliação qualitativa do coeficiente de correlação de Pearson. Além de uma análise comparativa entre o grupo em estudo e o grupo controle, os valores de SUV em artérias carótidas e veias jugulares do próprio paciente foram correlacionados.

Tabela 5. Estudo de Correlação

	CD	CE	JD	JE
CD	1			
CE	0, 580158748	1		
JD	0, 655726401	0, 745468809	1	
JE	0, 647157037	0, 816457187	0, 96375813	1

CD: Carótida Direita; CE: Carótida Esquerda; JD: Jugular Direita; JE: Jugular Esquerda

De acordo com a classificação da intensidade do coeficiente de correlação de Pearson, há uma correlação positiva entre as medidas avaliadas.

Tabela 6. Análise Comparativa

	CD	CE	JD	JE	Total
PACIENTES					
Contagem	6	6	6	6	24
Soma	10, 488	10,38	6,12	6,36	33, 348
Média	1, 748	1,73	1,02	1,06	1, 3895
Variância	0, 292	0, 304	0, 0016	0, 0024	0, 2581
CONTROLE					
Contagem	6	6	6	6	24
Soma	5, 664	5, 625	4, 648	4, 596	20, 533
Média	0, 944	0, 937	0, 775	0, 766	0, 855
Variância	0, 0046	0, 0059	0, 0028	0, 0025	0, 0110
Total					
Contagem	12	12	12	12	
Soma	16, 152	16, 005	10, 768	10, 956	
Média	1, 346	1, 334	0, 897	0, 913	
Variância	0, 311	0, 312	0, 018	0, 026	

Através da análise de variância (tabela 6) foi possível verificar se existe uma diferença significativa entre as médias e se os fatores exercem influência em alguma variável dependente.

Através da análise estatística e avaliação do *P-valor* é possível concluir que, para as amostras, cujo *P-valor* apresenta-se em *0,000000054*, verifica-se diferença significativa entre as médias dos pacientes e do grupo controle.

Além disso, observa-se diferença significativa entre as médias dos níveis de SUV dos vasos analisada (artérias e veias).

Tabela 7. Análise estatística de significância entre as medidas determinadas

Fonte da variação	SQ	gl	MQ	F	valor-P	F crítico
Amostra	3, 421551608	1	3, 421551608	44, 47038592	0, 000000054	4, 084745651
Colunas	2, 270194241	3	0, 756731414	9, 835344271	0, 000054838	2, 838745406
Interações	0, 841857241	3	0, 28061908	3, 647245527	0, 020444293	2, 838745406
Dentro	3, 077600103	40	0, 076940003			
Total	9, 611203193	47				

SQ: soma dos quadrados; gl: Grau de Liberdade, determinações independentes ; MQ: Média Quadrada; F: Teste Fisher; Valor-P: Nível descritivo; F crítico: teste F de duas amostras para comparar duas variâncias de população.

As estruturas anatômicas identificadas através do exame CT (Fig.5A) foram correlacionadas com as imagens obtidas por FDG-^{18}F PET (Fig.5B) através de um processo de co-registro de imagens. Observa-se atividade metabólica na carótida esquerda do paciente em estudo devido à captação do radiofármaco pelas células presentes no tecido inflamatório da placa aterosclerótica.

(A)　　　　　　　　　　　　　　　　(B)

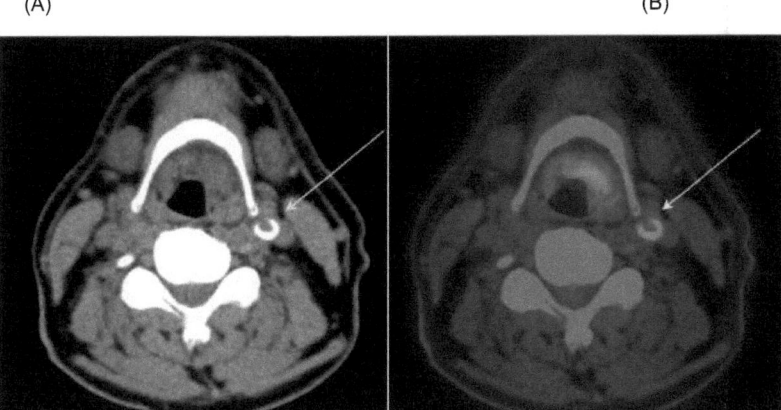

Fig. 5. Artéria Carótida Esquerda (grupo estudo) em exame CT (A). Fusão de imagem PET/CT. A seta amarela identifica captação do FDG-F^{18} pelas células inflamatórias da placa aterosclerótica da carótida esquerda.

Posterior a execução dos métodos de diagnóstico por imagem, os pacientes em estudo foram submetidos à processos cirúrgicos de remoção das placas ateroscleróticas (Fig.6).

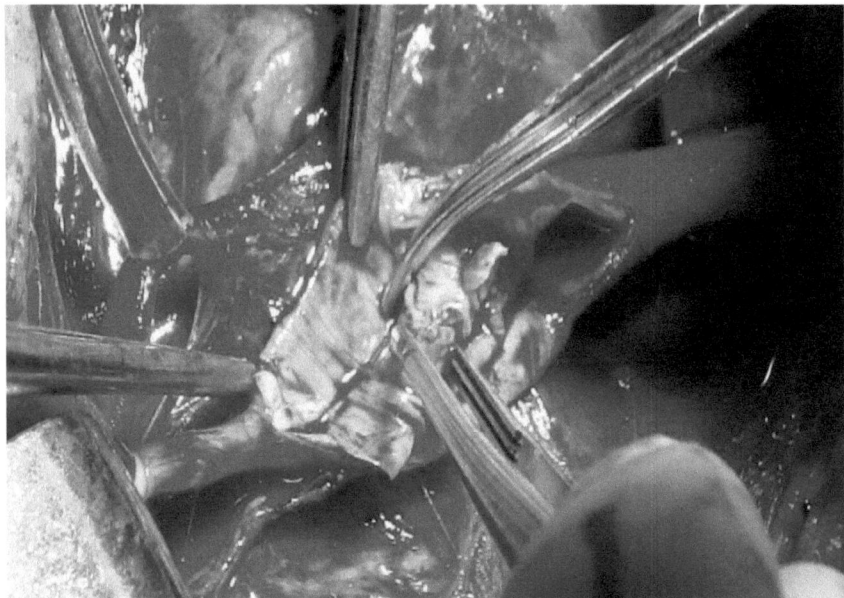

Fig. 6A. Processo de remoção de Placa Aterosclerótica – Endarterectomia

(B)

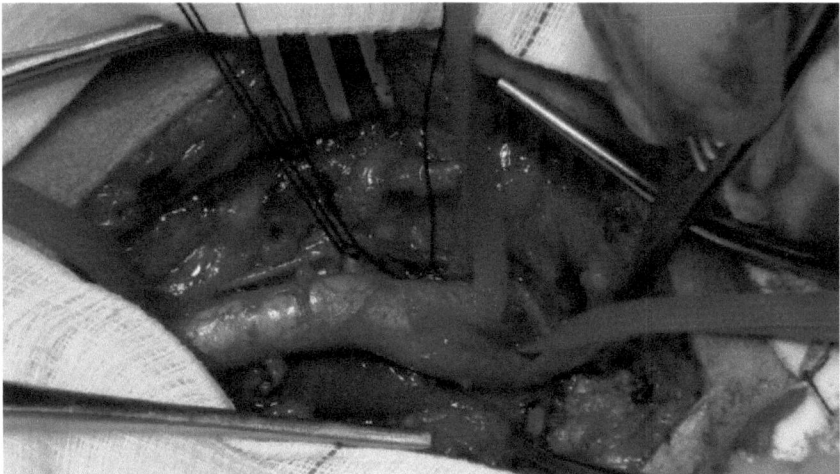

Fig. 6B. Processo de remoção de Placa Aterosclerótica – Endarterectomia

Tabela 8. Análise Anatômica Patológica do conteúdo celular das placas Ateroscleróticas

Paciente (Grupo estudo)	Conteúdo Celular		
	Lipídeos	Fibrose	Ulceração
MGV	+	+	+
OCP	+	+	-
AAO	+	+	+
CN	+	+	+
JL	+	+	-

Através da endarterectomia, foi possível realizar um estudo anatômico patológico e, dessa forma, identificar a presença de conteúdo inflamatório nas carótidas avaliadas, caracterizando assim placas instáveis (Fig.7).

(A)   (B)

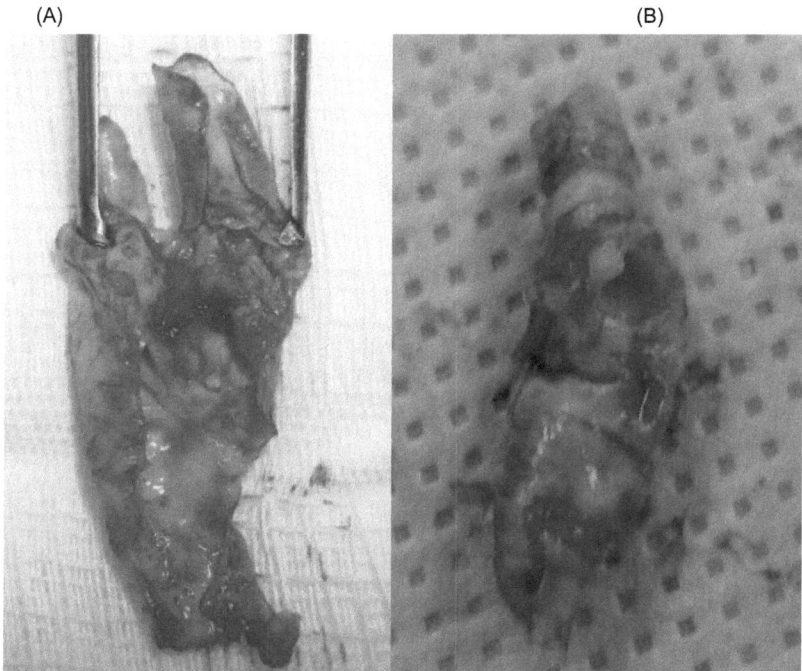

Fig.7. Caracterização de placa instável com alto conteúdo inflamatório. (A) Paciente AAO (B) Paciente MGV.

CAPÍTULO 5:
DISCUSSÃO

A composição das placas tem sido associada ao início da doença vascular cerebral [6]. Estudos patológicos sugerem que o desenvolvimento de derrame em eventos de doença arterial carotídea depende, principalmente, da composição e vulnerabilidade das placas e, em menor grau, da gravidade da estenose. A ruptura ocorre preferencialmente em placas que contêm um núcleo macio e rico em lipídios, que é coberto por uma fina capa de tecido fibroso [17, 23, 24, 47].

Estudos têm sido desenvolvidos objetivando avaliar métodos capazes de caracterizar a pato-biologia das placas ateroscleróticas *in-vivo*, a fim de instituir intervenções oportunas e monitorização da eficácia da terapia médica. Os métodos de imagem podem ser um dos mecanismos para atingir esse objetivo, através da identificação de indivíduos portadores de placas ateroscleróticas potencialmente propensas à ruptura [27, 32, 49].

Técnicas atualmente aplicadas para imagem vascular clínica (raio-X, angiografia, tomografia computadorizada, ressonância magnética, ultrasonografia intravascular) proporcionam informações anatômicas sobre o status do lúmen vascular e / ou parede do vaso. Essas metodologias não providenciam dados metabólicos relacionados ao processo inflamatório nas placas, informações estas relevantes para certificação da instabilidade da placa. Estes métodos são, geralmente, utilizados em pacientes que já desenvolveram consequências da aterosclerose, dentre estas, a doença arterial coronariana (CAD) [38, 45].

Estudos sugerem que, além de alterações estruturais, a ativação metabólica de placas (em particular o processo inflamatório) é um importante fator predisponente à ruptura de placa. Infelizmente, a imagem anatômica não fornece informações sobre os processos metabólicos que desenvolvem-se nas placas, sendo assim, torna-se necessário a obtenção de novas tecnologia para avaliar o metabolismo da placa [38, 61]. Há um interesse crescente na utilização da metodologia PET (Tomografia por Emissão de Pósitrons), cujo principal radiofármaco aplicado é o 2-[^{18}F]fluoro-2-desoxi-D-glicose (FDG-^{18}F) [7].

Mikako Ogawa e cols. investigaram a relação entre o acúmulo de FDG-^{18}F e características biológicas das lesões ateroscleróticas. A imagem PET foi desenvolvida nas placas ateroscleróticas de coelhos hiperlipídicos *Watanabe heritable (WHHL)*. Neste estudo, 14 animais, sendo 3 grupo controle, receberam uma injeção intravenosa de FDG-^{18}F e foram submetidos ao exame PET/CT. A aorta torácica e abdominal dos coelhos foram removidas 4 horas após a injeção. O acúmulo de radioatividade foi mensurado e o número de macrófagos foi investigado através da metodologia de "cortes corados". O FDG-^{18}F acumulou-se em níveis significativamente mais elevados nas aortas dos coelhos WHHL que naqueles considerados como grupo controle. O acúmulo de FDG-^{18}F e o número de macrófagos foram fortemente correlacionados nas lesões ateroscleróticas dos coelhos WHHL. Na imagem PET, intensa atividade do FDG-^{18}F foi detectada nas aortas dos coelhos WHHL, diferente das imagens obtidas para os coelhos do grupo controle. Os resultados sugerem que os macrófagos podem ser os responsáveis pelo acúmulo de FDG-^{18}F nas placas ateroscleróticas vulneráveis [38].

Um estudo desenvolvido pelo grupo da Escola de Medicina Mount Sinai, Nova York, EUA, avaliou a correlação entre o FDG-^{18}F e o acúmulo histopatológico de macrófagos em placas ateroscleróticas presentes em modelos animais. O processo aterosclerótico foi induzido em coelhos *New*

Zealand White através de uma dieta rica em colesterol e a imagem PET foi realizada antes e, 2 meses após a aplicação da dieta aterogênica. O exame PET foi co-registrado com Ressonância Magnética (MR). A aorta aterosclerótica apresentou uma taxa de FDG-^{18}F significativamente maior quando comparada as aortas normais [64]. Assim como o estudo desenvolvido por Ogawa e cols., Zhuangyu Zhang e cols. também observaram uma correlação entre a atividade FDG-PET e o conteúdo de macrófagos presente nas placas ateroscleróticas das aortas [38, 64].

Lederman e cols utilizaram uma sonda de fibra óptica intravascular capaz de detectar diretamente pósitrons e fótons da não-aniquilação ao ser posicionada nas proximidade do tecido. Foram realizadas medições *ex vivo* em artérias ilíacas de coelhos ateroscleróticos *New Zealand White* e detectaram que as artérias ateroscleróticas exibiram maior sinal que os vasos normais [34].

Uma pesquisa desenvolvida recentemente por Davies e demais autores, também demonstrou uma correlação positiva entre infiltração de macrófagos e as taxas de FDG-^{18}F nas paredes das aortas de coelhos [12].

Ogawa e cols. utilizaram o anti-oxidante Probucol comparando-o com uma intervenção nutricional em oito coelhos hipercolesterolêmicos (4 animais por grupo) durante um intervalo de tempo de 1,3 e 6 meses. A administração de Probucol reduziu as taxas de captação de FDG-^{18}F da aorta depois de 3 e 6 meses de tratamento. Já o grupo submetido à intervenção nutricional apresentou um crescimento contínuo nos níveis de captação de FDG-[18]F. O tratamento com Probucol reduziu o número de macrófagos nas aortas dos coelhos e os autores concluíram que este pode ser o fator principal Pra a diminuição do sinal PET [39].

Várias pesquisas com modelos animais têm sugerido que a FDG-^{18}F pode acumular-se em macrófagos de placas ateroscleróticas, sendo assim, este radiofármaco pode ser considerado como um potencial marcador para quantificação de macrófagos em lesões ateroscleróticas, permitindo a distinção entre placas ateroscleróticas vulneráveis e estáveis [50]. Neste trabalho, placas com intenso conteúdo inflamatório foram identificadas, através de estudo anatômico patológico, e níveis superiores de SUV foram correlacionados as mesmas.

Poucos estudos têm sido relatados em seres humanos [13]. Yun e cols observaram incidentalmente a absorção vascular de FDG-^{18}F em pacientes submetidos a PET oncológico. Eles constataram que dos 137 pacientes consecutivos submetidos ao exame PET, aproximadamente 50% apresentaram captação de FDG-^{18}F pelas paredes vasculares. Uma análise "Post hoc" reportou uma diferença estatisticamente significante entre a captação de FDG-^{18}F pelas paredes vasculares de pacientes que apresentavam pelo menos um fator de risco para aterosclerose e de pacientes que não apresentavam fatores de risco para a doença avaliada [13].

Um relato de caso interessante mostrou que um paciente com macroangiopatia diabética de pequenas extremidades histologicamente confirmada apresentou uma taxa de captação de FDG-^{18}F expressiva ao longo dos vasos de membros inferiores, em contrapartida, um paciente com neuropatia diabética, sem sinais histológicos de aterosclerose não exibiu captação vascular de FDG-^{18}F [3].

Um estudo realizado por Tahara e cols. avaliou os efeitos da suplementação de estatina, durante 3 meses, na captação vascular de FDG-^{18}F, em 43 pacientes que apresentavam elevados níveis de captação de FDG-^{18}F nas aortas e carótidas. 50% dos pacientes receberam sinvastatina (5-20mg/dia) enquanto os demais foram aconselhados sobre alterações alimentares. Em comparação aos níveis iniciais de captação vascular de FDG-^{18}F, os valores de SUV, no período final do estudo, reduziu em aproximadamente 10% no grupo de pacientes tratados com sinvastatina, já o outro grupo não apresentou alterações significativas. Os autores concluíram que as alterações observadas através do exame PET-FDG refletiram na redução do processo inflamatório nas placas, porém, análises histológicas das placas não foram executadas no estudo [53]. Neste trabalho, os níveis de SUV nas jugulares dos pacientes em estudo foram comparados a atividade presente nas carótidas dos mesmos. Essas apresentaram valores de SUV superiores em, aproximadamente, 26% quando comparados aos obtidos nas veias. Já no grupo controle, essa diferença apresentou uma porcentagem de apenas 10%

Estudos iniciais sugeriram que a presença de FDG na aorta abdominal, ilíacas e artérias femorais correlacionava-se com a idade e hipercolesterolemia [62, 54]. Baseando-se nestes dados, os pacientes selecionados para o estudo apresentavam-se dentro de uma faixa etária relativamente homogênea, desvio padrão de 6,9, a fim de excluir fatores que podem evetualmente interferir nos níveis de SUV. De maneira semelhante, alguns estudos discutiram sobre a quantificação de FDG em diferentes intervalos de tempo após administração do radiofármaco. Sendo assim, um intervalo de tempo de aproximadamente 100 minutos foi padronizado aos pacientes, visando definir uma hipótese mais concreta para justificar a captação FDG-^{18}F e os níveis mensurados de SUV.

Em conformidade com os resultados apresentados a partir dos estudos anteriores, referenciados neste capítulo, no presente trabalho, a atividade mensurada nas placas ateroscleróticas instaladas nas carótidas dos pacientes em estudo apresentou-se superior em, aproximadamente, 65% quando comparado ao grupo controle.

Segundo Sheikine Y, 2010, mais experimentos são necessários para estabelecer o papel do FDG-^{18}F PET na imagem de placas ateroscleróticas[50], sendo assim, o estudo desenvolvido favorece a aquisição de esclarecimentos para a metodologia apresentada.

5.1. LIMITAÇÕES

A limitação fundamental da tecnologia PET relaciona-se a resolução espacial (4mm/ clinical PET scanner) e susceptibilidade para os efeitos de volume parcial. As lesões ateroscleróticas são, geralmente, menores, dificultando uma análise visual do processo de captação e aquisição de imagens.

Pode-se, ainda, enumerar outra limitação importante do estudo que refere-se ao número de pacientes. O valor aproximado de cada dose do radiofármaco FDG-^{18}F é de R\$ 650,00 e do exame "Tomografia por Emissão de Pósitrons", R\$ 4.000,00, limitando, dessa forma, o n amostral do estudo. Apenas em Junho de 2010 este exame integrou-se aos planos de saúde, porém, com restrições: somente para avaliação de câncer pulmonar de células não pequenas, para caracterização de lesões e estadiamento, no linfoma para estadiamento, análise da resposta terapêutica e monitoramento da recidiva.

As doses do radiofármaco em questão e o consentimento para utilização do equipamento PET foram, gentilmente, concedidos pelo Instituto de Engenharia Nuclear e Clínica de Diagnóstico por Imagem, respectivamente, viabilizando a execução do estudo.

CAPÍTULO 6:

CONCLUSÃO

Até recentemente, tecnologia por imagem para aterosclerose focava-se quase inteiramente em obstruções anatômicas. Entretanto, avanços na compreensão dos eventos clínicos que desencadeiam aterosclerose têm proporcionado informações correspondentes à composição das placas.

A partir da exposição do presente trabalho pode-se concluir que:

- Possivelmente, a atividade dos macrófagos em placas, o maior determinante para ruptura destas, pode ser avaliada e potencialmente quantificada através do FDG-^{18}F PET, viabilizando a detecção de placas ateroscleróticas vulneráveis.

- A tecnologia FDG-^{18}F PET mostrou-se exequível, favorecendo uma correlação histopatológica entre o processo inflamatório instalado nas placas ateroscleróticas e os níveis mensurados de SUV.

- A fusão das imagens obtidas por PET/CT mostrou-se factível, do ponto de vista clínico, devido ao fato das carótidas serem estruturas fixas, em contraste com órgãos móveis, tais como o fígado e os pulmões, que requerem ajustes manuais

O trabalho desenvolvido proporciona a aquisição de informações mais concretas, favorecendo a busca por aplicações clínicas de grande relevância e o prosseguimento de novos estudos para esta metodologia ainda tão obscura.

REFERÊNCIA BIBLIOGRÁFICA

1. Abel ED. Glucose transport in the heart. Front Biosci 2004;9:201–215.

2. Ambrose JA, Winters SL, Arora RR, Haft JI, Goldstein J, Rentrop KP, Gorlin R, Fuster V. Coronary angiographic morphology in myocardial infarction: a link between the pathogenesis of unstable angina and myocardial infarction. Journal of the American College of Cardiology 1985;6:1233-1238.

3. Basu S, Zhuang H, Alavi A. Imaging of lower extremity artery atherosclerosis in diabetic foot: FDG–PET imaging and histopathological correlates. Clin Nucl Med 2007;32:567–568.

4. Bax JJ, Patton JA, Poldermans D, Elhendy A, Sandler MP. [18]Fluorodeoxyglucose imaging with positron emission tomography and single photon emission computed tomography: cardiac applications. Seminars in Nuclear Medicine 2000;30:281-298.

5. Bell GI, Burant CF, Takeda J, Gould GW. Structure and function of mammalian facilitative sugar transporters. J Biol Chem 1993;268:19161–19164.

6. Biasi GM, Froio A, Diethrich EB, Deleo G, Galimberti S, Mingazzini P, et al. Carotid plaque echolucency increases the risk of stroke in carotid stenting: the Imaging in Carotid Angioplasty and Risk of Stroke (ICAROS) Study. Circulation 2004;110:756-762.

7. Bleeker-Rovers CP, Vos FJ, Corstens FH, Oyen WJ. Imaging of infectious diseases using [18F] fluorodeoxyglucose PET. Q J Nucl Med Mol Imaging 2008;52:17–29.

8. Cândido APC. Estudo dos Fatores de Risco nutricionais, clínicos, bioquímicos e comportamentais para as doenças cardiovasculares na população de ensino fundamental de Ouro Preto, Minas Gerais, Brasil,2006 [tese-doutorado]. Ouro Preto:Universidade Federal de Ouro Preto, 2006.

9. Carruthers A. Facilitated diffusion of glucose. Physiol Rev 1990;70:1135–1176.

10. Chernecky CC, Berger BJ. Laboratory Tests and Diagnostic Procedures. 5th ed. St. Louis: Saunders;2008.

11. Curry TS, Dowdey JE, Murry RC. Christensen`s Physics of Diagnostic Radiology. 4th ed. United States of America: Williams and Wilkins;1990.

12. Davies JR, Izquierdo-Garcia D, Rudd JH, et al. FDG–PET can distinguish inflamed from non-inflamed plaque in an animal model of atherosclerosis. Int J Cardiovasc Imaging 2010;26:41–48.

13. Davies JR, Rudd JH, Weissberg PL. Molecular and Metabolic Imaging of Atherosclerosis. The Journal of Nuclear Medicine 2004;45:1898-1907.

14. Davies MJ, Richardson PD, Woolf N, Katz DR, Mann J. Risk of thrombosis in human atherosclerotic plaques: role of extracellular lipid, macrophage, and smooth muscle cell content. British Heart Journal 1993;69:377-381.

15. Ezzahir R. Infection and Inflammation in progression of Atherosclerosis: the role of Chlamydiae pneumoniae infection in different mouse models. Breda: Geboren; 2007. 77-90p.

16. Fawdry RM. Radiolysis of 2-[18F]fluoro-2-deoxy-d-glucose (FDG) and the role of reductant stabilizers. Applied Radiation and Isotopes 2007;65:1193-1201.

17. Feyter PJ, Serruys PW, Davies MJ, Richardson P, Lubsen J, Oliver MF. Quantitative coronary angiography to measure progression and regression of coronary atherosclerosis. Value, limitations, and implications for clinical trials. Circulation 1991;84:412–423.

18. Filomeno AP. ARTERIOSCLEROSE: O desafio a vencer neste milênio. Estudo atualizado dos mecanismos desencadeadores e modificadores da doença aterosclerótica. Disponível em: <http://www.santalucia.com.br/desafiodo mileniop.htm>. Acesso em 23/08/2010.

19. Fischbach FT, Dunning MB III. Manual of Laboratory and Diagnostic Tests. 8th ed. Philadelphia: Lippincott Williams and Wilkins;2009.

20. Fuster V, Badimon L, Badimon JJ, Chesebro JH. The pathogenesis of coronary artery disease and the acute coronary syndromes. The New England Journal of Medicine 1992;4:242-250.

21. Fuster V, Badimon L, Cohen M, Ambrose J, Badimon JJ, Chesebro JH. Insights into the pathogenesis of acute ischemic syndromes. Circulation 1988;77:1213-1220.

22. Fuster V, O'Rourke RA, Alexander RW. Hurst's the Heart. 11th ed. United States of America: McGraw-Hill Company; 2004. 2349-2357p.

23. Giroud D, Li JM, Urban P, Meier B, Rutishauer W. Relation of the site of acute myocardial infarction to the most severe coronary arterial stenosis at prior angiography. Am J Cardiol 1992;69:729–732.

24. Glagov S, Weisenberg E, Zarins CK, Stankunavicius R, Kolettis GJ. Compensatory enlargement of human atherosclerotic coronary arteries. N Engl JMed 1987;316:1371–1375.

25. Hallett WA. Quantification in clinical fluorodeoxyglucose positron emission tomography. Nucl Med Commun 2004;25:647–650.

26. Hamacher K, Coenen HH, Stocklin G. Efficient Stereospecific Synthesis of No-Carrier-Added 2-[^{18}F]-Fluoro-2-Deoxy D-Glucose Using Aminopolyether Supported Nucleophilic Substitution. Journal Nuclear Medicine 1986;27:235-238.

27. Hansson GK. Atherosclerosis—an immune disease: the Anitschkov Lecture 2007. Atherosclerosis 2009;202:2–10.

28. Huang SC. Anatomy of SUV. Standardized uptake value. Nucl Med Biol 2000;27:643–6.

29. Jonasson L, Holm J, Skalli O, Bondjers G, Hansson GK. Regional accumulations of T cells, macrophages, and smooth muscle cells in the human atherosclerotic plaque. Arteriosclerosis 1986;6:131-138.

30. Kak AC, Slaney M. Principles of Computerized Tomographic Imaging. United States of America: Engineering in Medicine and Biology Society;1999.

31. Kesäniemi A. Molecular Mechanisms of Metabolic Syndrome and Atherosclerosis. Disponível em <http://herkules.oulu.fi/ isbn9514269853/ html/x1017.html>. Acesso em 27/08/2010.

32. Kolodgie FD, Virmani R, Burke AP, et al. Pathologic assessment of the vulnerable human coronary plaque. Heart 2004;90:1385–1391.

33. Kuge Y, Nishijima KI, Nagatsu K, Seki KI, Ohkura K, Tanaka A, Sasaki M, Tsukamoto E, Tamaki N. Chemical impurities in [^{18}F]FDG preparations produced by solid-phase ^{18}F-fluorination. Nuclear Medicine and Biology 2001;29:275-279.

34. Lederman RJ, Raylman RR, Fisher SJ, et al. Detection of atherosclerosis using a novel positron-sensitive probe and 18-fluorodeoxyglucose (FDG). Nucl Med Commun 2001;22:747–753.

35. Lusis AJ. Atherosclerosis. Nature 2000;407:233-240.

36. Mann GE, Yudilevich DL, Sobrevia L. Regulation of amino acid and glucose transporters in endothelial and smooth muscle cells. Physiol Rev 2003;83:183-252.

37. Massardo T, González P, Canessa J. Evaluacion Radioisotopica en Cardiologia. Revista Chilena de Radiologia 2002;8:48-52.

38. Ogawa M, Ishino S, Mukai T, Asano D, Teramoto N, Watabe H, Kudomi N, Shiomi M, Magata Y, Iida H, Saji H. ^{18}F-FDG Accumulation in Atherosclerotic Plaques: Immunohistochemical and PET Imaging Study. The Journal of Nuclear Medicine 2004;45: 1245-1250.

39. Ogawa M, Magata Y, Kato T, et al. Application of 18F-FDG PET for monitoring the therapeutic effect of antiinflammatory drugs on stabilization of vulnerable atherosclerotic plaques. J Nucl Med 2006;47:1845–50.

40. Oliveira R, Santos D, Ferreira D, Coelho P, Veiga F. Preparações radiofarmacêuticas e suas aplicações. Revista Brasileira de Ciências Farmacêuticas 2006;42:151-165.

41. OPAS - Organización Panamericana de la Salud (2003). Tendencias demográficas y de mortalidad en la región de las Américas, 1980 - 2000. Boletín Epidemiológico. v. 23, 3:1-4.

42. Reivich M, Alavi A, Wolf A, et al. Glucose metabolic rate kinetic model parameter determination in humans: the lumped constants and rate constants for [18F]fluorodeoxyglucose and [11C]deoxyglucose. J Cereb Blood Flow Metab 1985;5:179–192.

43. Rohren EM, Turkington TG, Coleman RE. Clinical applications of PET in oncology. Radiology 2004;231:305–32.

44. Ross R. ATHEROSCLEROSIS - an inflammatory disease. The New England Journal of Medicine 1999;340:115-126.

45. Rudd JHF, Warburton EA, Fryer TD, Jones HA, Clark JC, Antoun N, Johnström P, Davenport AP, Kirkpatrick PJ, Arch BN, Pickard JD, Weissberg PL. Imaging Atherosclerotic Plaque Inflammation With [^{18}F]-Fluorodeoxyglucose Positron Emission Tomography. Circulation 2002;105:2708-2711.

46. Saha GB. Basics of PET Imaging. Ohio: Springer;2004. 205p.

47. Schoenhagen P, Ziada KM, Kapadia SR, Crowe TD, Nissen SE, Tuzcu EM. Extent and direction of arterial remodeling in stable versus unstable coronary syndromes: an intravascular ultrasound study. Circulation 2000;101:598–603.

48. Schwaiger M, Ziegler S, Nekolla SG. PET/CT: Challenge for Nuclear Cardiology. The Journal of Nuclear Medicine 2005;46:1664–1678.

49. Shah PK. Inflammation and plaque vulnerability. Cardiovasc Drugs Ther 2009;23:31–40.

50. Sheikine Y, Akram K. FDG–PET imaging of atherosclerosis: Do we know what we see? Atherosclerosis 2010;211:371–380

51. Smith TA. The rate-limiting step for tumor [18F]fluoro-2-deoxy-d-glucose (FDG) incorporation. Nucl Med Biol 2001;28:1–4.

52. Stary HC. Atlas of Atherosclerosis: Progression and Regression. 2nd ed. New Orleans: The Parthenon Publishing Group; 2003. 144p.

53. Tahara N, Kai H, Ishibashi M, et al. Simvastatin attenuates plaque inflammation: evaluation by fluorodeoxyglucose positron emission tomography. J Am Coll Cardiol 2006;48:1825–1831.

54. Tatsumi M, Cohade C, Nakamoto Y, Wahl RL. Fluorodeoxyglucose uptake in the aortic wall at PET/CT: possible finding for active atherosclerosis. Radiology 2003;229:831–837.

55. Toyokuni T, Kumar JSD, Gunawan P, Basarah ES, Liu J, Barrio JR, Satyamurthy N. Practical and Reliable Synthesis of 1,3,4,6-Tetra-O-acetyl-2-O-trifluoromethanesulfonyl-β-D-mannopyranose, a Precursor of 2-Deoxy-2-[18F]fluoro-D-glucose (FDG). Molecular Imaging and Biology 2004;6:324-330.

56. Uldry M, Thorens B. The SLC2 family of facilitated hexose and polyol transporters. Pflugers Arch 2004;447:480–489.

57. van der Wal AC, Das PK, Bentz van de Berg D, van der Loos CM, Becker AE. Atherosclerotic lesions in humans: in situ immunophenotypic analysis suggesting an immune mediated response. Lab Invest 1989;61:166-170.

58. Visvikis D, Cheze-Le Rest C, Jarritt P. PET Technology: current trends and future developments. The British Journal of Radiology 2004;77: 906–910.

59. Wiebe LI. PET radiopharmaceuticals for metabolic imaging in oncology. International Congress Series 2004;1264: 53-76.

60. Wilson JE. Isozymes of mammalian hexokinase: structure, subcellular localization and metabolic function. J Exp Biol 2003;206:2049–2057.

61. Yu S. Review of ^{18}F-FDG synthesis and quality control. Biomedical Imaging and Intervention Journal 2006;57:1-11.

62. Yun M, Jang S, Cucchiara A, Newberg AB, Alavi A. 18F FDG uptake in the large arteries: a correlation study with the atherogenic risk factors. Semin Nucl Med 2002;32:70–6.

63. Yusuf S, Reddy S, Ôunpuu S, Anand S. Global Burden of Cardiovascular Diseases Part I: General Considerations, the Epidemiologic Transition, Risk Factors, and Impact of Urbanization. Circulation 2001;104:2746-2753.

64. Zhang Z, Machac J, Helft G, et al. Non-invasive imaging of atherosclerotic plaque macrophage in a rabbit model with F-18 FDG PET: a histopathological correlation. BMC Nucl Med 2006;6:3.

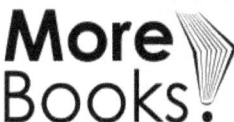
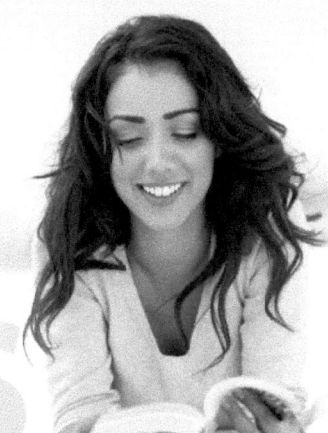

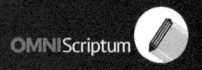

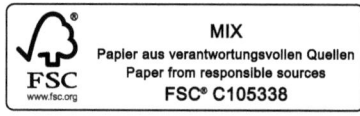